新しい！　詳しい！　分かりやすい!!

歯科治療なんでもブック

ここまで進化した最先端の歯科医療

歯学博士
朝倉　勉
Tsutomu Asakura

現代書林

はじめに

歯を失う二大原因は皆さんが良くご存じのように「虫歯」や「歯周病」といった口の中の病気です。中でも歯周病は自覚症状が出てからでは手遅れになっていることが多く、早期に発見できれば治療できるのですが、放っておけばやがて抜け落ちてしまうといったことにさえなりかねません。

虫歯があってもできることなら抜きたくない……。歯を抜くのは痛いし、怖いし、多くの人はそう思われているに違いありません。実際、他院で「歯を抜くしかない」といわれた患者さんが、「抜かないですむ方法はありませんか？」といって、当院を訪ねられてくることも少なくありません。

また、歯を抜くということは、抜く時に痛いだけでなく、抜いた後にさまざまな不都合や不便が待ち構えています。もしかしたら大好きな食べ物を食べたり、家族と同じ食事を摂ったりすることができなくなるかもしれません。滑舌が悪くなったり、おしゃべりがしにくくなったりする可能性もあります。口を開けると歯がないのがわかってみっともないので、大きな口を開けて思いっきり笑えないといったことも起こり得ます。これでは虫歯はなくなっても豊かで明るい人生を送ることはできないでしょう。

当院では、「できるだけ歯を抜かない、削らない」治療で患者さんへの侵襲を最小限にしようというMI（ミニマルインターベーション）の下に治療を行い、また最先端治療といわれたインプラントにも日本の導入期から取り組んできました。そのほか、レーザー治療やクロマトグラフを用いた口臭治療、抗カビ剤による歯周病治療などもいち早く導入しています。

要望が高くなっているホワイトニングにも早くから対応。顎の骨の状態を調べて3次元的に再現するCT画像診断などの最新検査機器、細菌カウンターで口腔内の環境を調べるなど、検査機器を活用して、科学的に判断をしながら幅広く患者さんの口腔治療にあたっています。

さらに患者さんそれぞれに症状が異なるため、治療法も画一的なものではなく、その方に最適なものをオーダーメイドする必要があります。そのためには患者さんの科学的診断データが必要ですし、その分析に基づいて最もふさわしい治療法を多角的に検討して、患者さんとともに包括的な歯科治療していかなくてはなりません。

他の医療分野と同様、歯科においてもその治療法は日々進化し続けています。

たとえば「口腔内科」という言葉を耳にしたことはないでしょうか？

口腔内科とは、全身疾患に伴う口の中の病気の診断・治療を行う診療科のことです。つまり、口の中の疾患を全身の問題としてとらえ、口の中の症状と全身疾患との関連性に目を向けながら治療を行おうというものです。

たとえば適切に検査をしたにもかかわらず、原因を解明することができない不定愁訴という症状があります。代表的なのが口の中が苦い、乾く、舌が痛い、食べ物の味がしないなどといった口の中の違和感や顎の痛みです。じつは、こうした症状に対する治療法として内科的アプローチが注目を集めています。

本書では最新の歯科治療法を可能なかぎり網羅するとともに、美しい元気な歯をいつまでも保つための秘訣についても触れています。

本書が読者のみなさんの豊かで楽しい人生づくりに少しでもお役に立つことを心から願っています。

2017年2月

医療法人　あさくら会
朝倉歯科医院／朝倉クリニック
歯学博士　朝倉　勉
大阪大学歯科医師臨床研修施設
かかりつけ歯科医機能強化型歯科診療所

歯科治療なんでもブック ここまで進化した最先端の歯科医療――目次

第1章

歯科医院で行われる一般的な歯科治療と最新治療法

第2章
失った歯を補い、噛む力を保つための最新治療法①
ブリッジ・入れ歯

第3章 失った歯を補い、噛む力を保つための最新治療法②
デンタルインプラント

第4章 より自然で美しい歯を目指す歯科医療

第5章

歯科医院で、こんなことも相談できる！

第6章

歯科治療が必要であっても通院が難しい方のための訪問歯科と障害者歯科

第7章

歯科治療が必要になる前に、毎日行うセルフケアと歯科医院が行う「予防歯科」

序章

これだけは知っておいてほしい、歯に関する基礎知識

デンタルＩＱって？

「デンタルＩＱ」という言葉をご存知でしょうか。

一般に、ＩＱとは知能指数のこと。知能検査は幼児期の頃行われている検査で、よく耳にしますね。しかし「デンタルＩＱ」は知能ではなく、歯科についてどれだけ正しい知識を持っているか、お口の健康を大切にしているかが問われるもので、歯やお口の健康に対する意識についての評価です。

正しい知識を持ち、お口の健康を守るための努力をしている人ほど、このデンタルＩＱが高い人、ということになります。

「歯並びが悪い、出っ歯が多いのは日本人だ」。これは欧米人がいう、中国人と日本人との見分け方です。日本人は意識していないのですが、特にアメリカでは歯並びは一種のステータスになっていて、きれいな歯並びは社会的地位とも関係しています。ところが日本ではつい最近まで「八重歯はかわいい」といわれていたのです。これが変わってきたのは矯正治療が導入されてからで、歯科医師の地道な啓蒙活動があってこそなのです。

「モーニング娘。を選ぶ時、まず見るのは歯並びです」と彼女たちをプロデュースする、つんく♂氏は話していますし、プロ野球のソフトバンクで活躍している内川選手も咬み合わせを治して好成績を維持しています。

このように、芸能界やスポーツの世界では非常に関心の高い歯科についての意識ですが、日本は先進国でありながらまだまだデンタルＩＱが低い国といわれており、事実、他の先進国に比べて、歯の悪い人がとても多いのです。

そこで、まずは読者の皆さんに、ご自分の歯の健康管理について、どのくらい正しい知識をお持ちか、ご自身のデンタルＩＱレベルを確認していただきたいと思います。

次のチェック表で、正しいと思う項目の□に○を記入してください。さて、あなたはいくつ正解できるでしょうか？

□　①毎日歯磨きをしているので虫歯にはならない

□　②虫歯の治療をしたのでもう安心だ

□　③歯茎が一時腫れたが、腫れがひいたので治療の必要はない

□　④ある程度年を取ったら歯が悪くなるのは仕方がない

□　⑤歯周病は歯茎が悪くなる病気だ
□　⑥歯並びは見た目の問題で、治療の対象ではない
□　⑦歯磨きだけしていれば歯周病は防げる
□　⑧インプラントは永久に抜けない
□　⑨痛みがないので歯医者さんに行く必要はない
□　⑩被せ物をした歯は悪くならない

さて、いくつ○をつけましたか？

実は、○はひとつもない、というのが正解です。①から⑩までの文は、すべて間違い。これに気づいて○をつけなかった人は、相当デンタルＩＱの高い人です。

しかし、不正解だった人も、がっかりすることはありません。大切なのは、歯の健康に対する正確な知識を身につけることです。

信頼できる「かかりつけの歯科医師」と共に、一本でも多くの歯を残して、いつまでも健康な口腔内を維持していきましょう。

歯の構造

これだけは知っておこう――その1

現在の自分の歯の状態を知る上で、歯の構造を正しく理解しておくことも大切なことです。

たとえば虫歯もないのに熱いものや冷たいものを食べたり飲んだりする時、歯がしみるという人もいると思います。これは知覚過敏によるものですが、知覚過敏は何らかの原因で、歯のエナメル質の内側の象牙質が露出したために、刺激に対して過敏になって起こります。健康な歯の構造・状態をしっかり頭に入れて、現在の自分の歯の状態を判断する基準にしましょう。

歯の構造は大きく歯茎から出ている歯冠部分と骨に埋まっている歯根部分に分かれます。歯冠は、表面の白い部分がエナメル質で最も硬く、その内側に象牙質があります。象牙質の中には歯髄があり、ここには神経や血管が通っています。

歯根は、歯槽骨の中に植わっていて、顎の骨で支えられています。歯根の外側を覆っているセメント質と歯槽骨との間には歯根膜があります。歯根膜は強く噛んだときの圧力を

図1　歯の構造

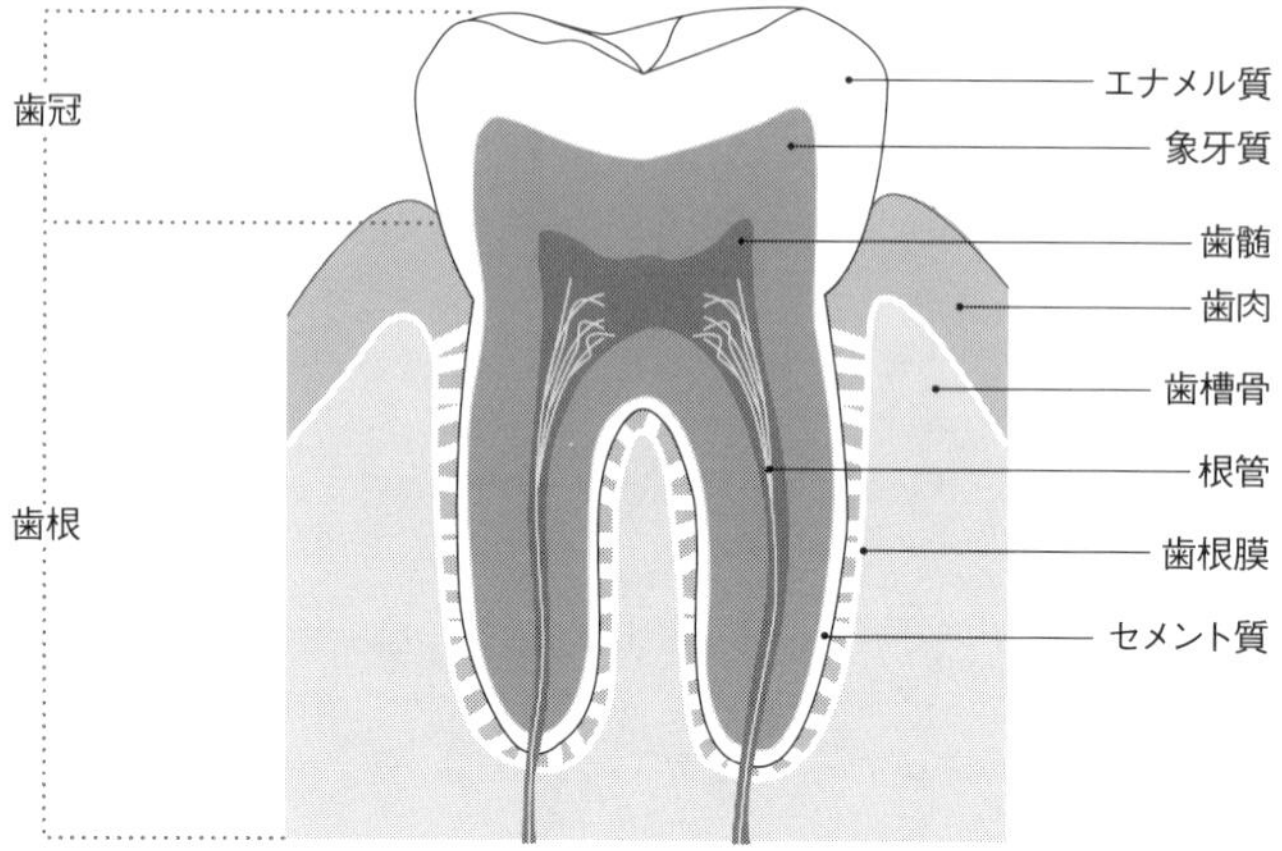

やわらげ、微妙な噛み心地を脳に伝える働きをします。

健康な歯とは、虫歯や歯周病がなく、歯冠、歯根、歯茎、歯槽骨が健康な状態を保っている歯を指します。専門的にいうと「ピンキッシュ・シャープネス・スティップリング」であれば健康です。健康な歯茎はきれいなピンク色をして、ぴったり歯と接して引き締まり、歯と歯の間の歯茎の形もシャープな形をしています。歯の周囲の歯茎に小さな粒粒が見られるのも健康な歯茎の現れです。ご自分の歯を鏡に映してしっかりと点検してみてください。

虫歯・歯周病は感染症

これだけは知っておこう――その2

虫歯や歯周病になる理由として思いつくことはどのようなことでしょう。甘いものをたくさん食べるから？　歯磨きをしないから？　どれも間違いではありませんが、正確な答えではありません。

１９６０年代後半、虫歯は口の中に棲むある特定の細菌叢、その細菌が栄養とする食べ残し（糖分）、細菌がくっつく歯質、の３つが原因と考えられていました（Keyes の輪）。しかし70年代に入るとこの３つの原因に、これらの原因同士がどれだけ接触していたか、つまり接触時間が短ければ虫歯にならない、長ければ虫歯になるとして「（接触）時間」をつけ加えたDr.Newbrun の「４つの輪」が虫歯発生に対する主流の考え方となりました。

虫歯と歯周病は、人が歯を失う原因として最も大きな割合（合わせて約75％）を占める疾患ですが、これらがいずれも感染症だということを、まず覚えておいてください。

虫歯の原因菌（細菌）は、それだけで歯（宿主・歯質）を攻撃するわけではありません。食べ物に含まれる糖質から乳酸などの強力な酸をつくり（糖分・環境）、時間をかけ（時

図2　虫歯の原因「4つの輪」

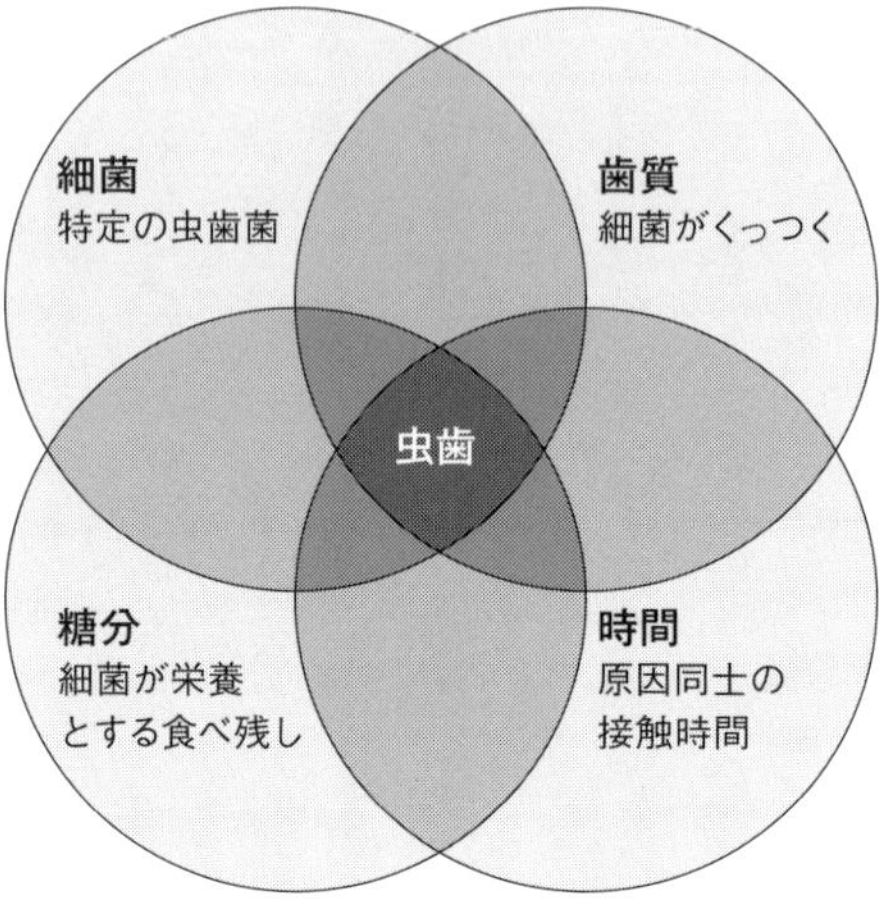

間）歯を溶かす（脱灰）のです。これが虫歯（う蝕）です。

いっぽう歯周病は、まず歯の周囲の歯肉（歯周ポケット）に炎症を起こし、進行すると歯を支える歯根膜・歯槽骨を溶かしてしまう、文字どおり歯周組織の病気です。重度になると歯茎に膿がたまり出血し、最後には歯槽骨が喪失し、歯が抜け落ちてしまいます。

さらに、歯周病菌は口の中だけでなく、口腔内を通る血管から血液とともに全身に運ばれ、歯性病巣感染症（虫歯や歯周病が原因でさまざまな内科的疾患を引き起こす）となる危険性も指摘されています。

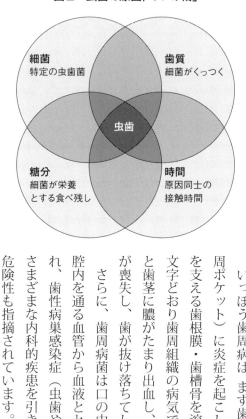

これだけは知っておこう――その3

虫歯や歯周病は歯垢（デンタルプラーク）除去で予防できる

虫歯や歯周病の原因となる細菌やカビは、主に歯垢《しこう》で繁殖します。歯垢とは、一般に歯の表面や歯と歯茎の境目などに付着した黄白色を帯びた粘着性の物質のことを指します。

食事をすれば歯垢は必ず付いてしまいますが、歯垢は食べ物のカスではなく、糖分や炭水化物が菌によって分解されてできた物質で、正体はまさに「菌の巣」なのです。歯垢1ミリグラム（1000分の1グラム）に数十億ものウイルス、細菌や真菌（カビ）が棲みついているといわれます。

歯垢は軟らかく、歯ブラシやデンタルフロスなどによって取り除くことができます。しかし、歯磨きで完全に落としきれないと、やがて唾液に含まれるカルシウムによって石灰化し、歯石になってしまいます。

怖いのは、繁殖した菌がつくり出す、口腔バイオフィルムです。口腔バイオフィルムは強力なバリアを形成し、粘着性を持っていて通常のブラッシングでは落ちないばかりか、抗菌剤や抗生物質さえ通さず、白血球による攻撃も跳ね返します。虫歯や歯周病の原因菌は、自らつくり出した口腔バイオフィルムに護られて、内部でどんどん増殖し、毒素を出して歯や歯茎をむしばんでいくのです。

ですから、普段から正しい歯磨きをして、歯垢をしっかり落とすこと、そして定期的に歯科医院を受診して、歯のクリーニングで歯垢や歯石を取り除くことが大切です。そうすれば虫歯や歯周病も軽症のうちに発見でき、重症化する前に治療することができます。

これだけは知っておこう――その4
無くした歯は二度ともとにもどらない

私たち歯科医師は、悪くなった口腔内に対して治療を行います。治療技術も日進月歩。本書でも、さまざまな最新の歯の治療法について紹介しています。しかし本当は、健康な口腔内や歯の状態を保つことこそが大切なのです。

歯を「治療する」といいますが、切り傷などの怪我の治療とは違います。たとえば虫歯治療で歯を削るということは、元通りに噛めるようにするために、人工物で補うということです。詰め物も被せ物も、入れ歯もインプラントも人工物です。天然歯は一度失ったら、二度と元の形に再生しません。

ですから、歯科医院は本来、歯が悪くならないように通うべきところです。定期的に通って、予防をするのが一番。第7章の「予防歯科」と「歯科人間ドック」でご紹介していますが、私どもの医院も、予防歯科に力を入れています。予防に勝る治療はありません。私たち歯科医師と歯科医院のスタッフが、取り換えのきかない大切な歯を生涯守り続けていくためのお手伝いをいたします。

これだけは知っておこう――その5

歯のある人は生涯にわたって健康

食べることは、命をつなぎ健康を支えること。毎日の食事をおいしく、楽しく食べるためになくてはならないのが元気な歯です。しっかり食べ物を噛むことで唾液の分泌は促され、食べ物の消化・吸収もよくなります。

実は、歯と生活習慣病との間には深い関係があることもわかっています。たとえば、糖尿病が歯周病を引き起こすことがあることはよく知られています。

糖尿病にかかると免疫力が低下して、歯茎の炎症などが起こりやすくなります。その結果、歯周病にもかかりやすくなるというわけです。

また、歯周病がひどくなると歯茎などの炎症によって分泌される物質ＴＮＦ－α（炎症性サイトカインの一種）が、インスリンの働きを妨げて、糖尿病を悪化させるともいわれています。最近の研究では歯周病を改善することによって糖尿病の状態がよくなるという報告もあります。

歯周病が悪化すると、心内膜炎という心臓病を引き起こすこともあります。歯周病菌が血液中に流れ込み、血管を巡って心臓の内膜に付着するためです。心筋梗塞や狭心症にかかりやすくなることもわかってきています。歯周病菌が動脈硬化を起こしている血管に付着すると、血管を狭める作用を促進すると考えられているのです。

歯周病は認知症とも深く関わっています。脳血管性認知症の原因は脳卒中であり、それは脳の血管で起こる動脈硬化に起因しています。ですから予防には動脈硬化を防ぐことが何よりも大切。歯周病を防いで動脈硬化のリスクを減らすことが、認知症になるリスクを減らすことになるのです。

さらに、歯の健康とメタボリックシンドロームとの関係も明らかになってきました。健康な歯で規則正しい食事をすることで間食が減ります。しっかり噛んで食べることによって満腹感も得られやすくなります。噛むことで脳内にある神経ヒスタミンという物質が活性化され、食欲を抑えてくれることもわかってきているのです。

しかも、歯周病は歯を失う大きな原因のひとつです。痛みなどといった自覚症状が出にくく、気づいたときはすでに歯を保てないということも少なくありません。とくに高齢になると、歯周病で歯を失ってしまう割合が高くなります。

わが国では「80歳になっても自分の歯を20本以上保とう」という「８０２０（ハチマルニイマル）運動」が、厚生労働省と日本歯科医師会の呼びかけで進められています。年をとっても20本以上の歯があれば、ほとんどの食べ物をしっかり噛みくだくことができます。もちろんじっくり味わいながら食べることにもつながります。80歳になっても自分の歯を20本以上保つということは、まさに健康で豊かに、そして長生きをするための重要な目標といえるのです。

「年老いて歯が抜けてしまうのは老化現象だからしかたない」。そう思われがちですが、歯周病を正しく予防・治療すれば、いくつになっても自分の歯を保つことは可能です。それをサポートするのが、私たちの使命です。

第1章

歯科医院で行われる一般的な歯科治療と最新治療法

「最近、歳のせいか歯がぐらぐらしてきて、好きなものが食べられなくなって、気持ちが滅入ってしまう」

「でも歯医者さんに行くと、すぐ抜きましょうといわれるから、いやよね」

おそらく、日常よく耳にする会話の一コマではないでしょうか。しかしここには大きな誤解があります。人の歯は年齢のせいだけで弱くなったり、抜けたりするわけではありません。また、最新の歯科治療はできるだけ歯を残すことに力を注いでいます。噛むことは生きること。QOL（Quality Of Life＝生活の質）を守り、健康な人生を送るためのお手伝いをする、それが歯科医院の役割です。でもそのためには、治療に頼るだけでなく、歯を守るのは自分自身だということをしっかりとご理解ください。

本章では悪くなってしまった歯の状態を、いかに残して、いかに改善するか、そこに込められた歯を残すための歯科治療の考え方を説明します。

今、あなたが通っている歯医者さんは、あなたの歯を大切にしてくれていますか。

歯科医院が掲げる診療科目として標榜できるのは歯科・小児歯科・矯正歯科・口腔外科という4つです。一般的な歯科とは、虫歯や歯周病、歯の根の治療、入れ歯やブリッジ、クラウン（被せ物）などがよく知られる歯科診療です。

一般的に歯科の治療は、ほとんど保険の範囲内で治療することができます。しかし、保険診療にはさまざまな制約があり、たとえば歯並びの治療やインプラントなどは保険外の治療となりますし、また、同じ治療であっても、そこに使用する金属や素材によっては保険が適用できないこともあります。

ここでは、歯科医院で行われる代表的な治療の種類と、最新の治療法についてもご紹介します。新しい治療法は保険適用範囲を超えることもありますが、日進月歩の歯科治療の最前線について、この機会にぜひ知っていただきたいと思います。

自分の歯を保つための治療

1 歯を抜かないための虫歯治療

◆虫歯はどのように悪化していくのか

虫歯は細菌による感染症です。口の中には多くの細菌が存在しています。中には人の役に立つ菌もいますが、ミュータンス菌やソブリヌス菌、のちに触れる歯周病などの原因菌も含まれており、これらの菌は歯垢（プラーク）の中で繁殖し、炭水化物や糖質を分解して酸をつくります。この酸が歯を溶かして、虫歯になるのです。

虫歯は、進行の程度によって、ＣＯ《シーオー》（Caries Observation／要観察歯）とＣ１からＣ４までの段階に分けられます。ＣＯは虫歯が疑われる段階で、まだ虫歯の穴は見られませんが、歯のエナメル質で、カルシウムやリンが溶け出す「脱灰《だっかい》」が始まり、白濁ができた状態です。

この段階なら、再石灰化させて、正常な状態に回復することが可能です。食事をすると、酸性の飲食物や、虫歯菌の出す酸で口の中は一時的に酸性になりますが、歯磨きや唾液の働きで酸が弱まれば口腔内が弱アルカリ性になり、歯は唾液中のリン酸カルシウムを取り込んで再石灰化してもとに戻ります。しかしだらだらと長時間食べたり、歯磨きが充分でなかったりして酸性度を弱めることができないと、再石灰化ができずに脱灰が広がって、次の段階Ｃ１へと進行してしまいます。

●１日のプラーク中pHの変化

歯のエナメル質はpH５・５以下になると成分が溶け出し、虫歯になりやすい状態になります。しかし、唾液の働きによって30～60分かけて元の状態に戻りますが、食事や間食を

図3　虫歯の進行

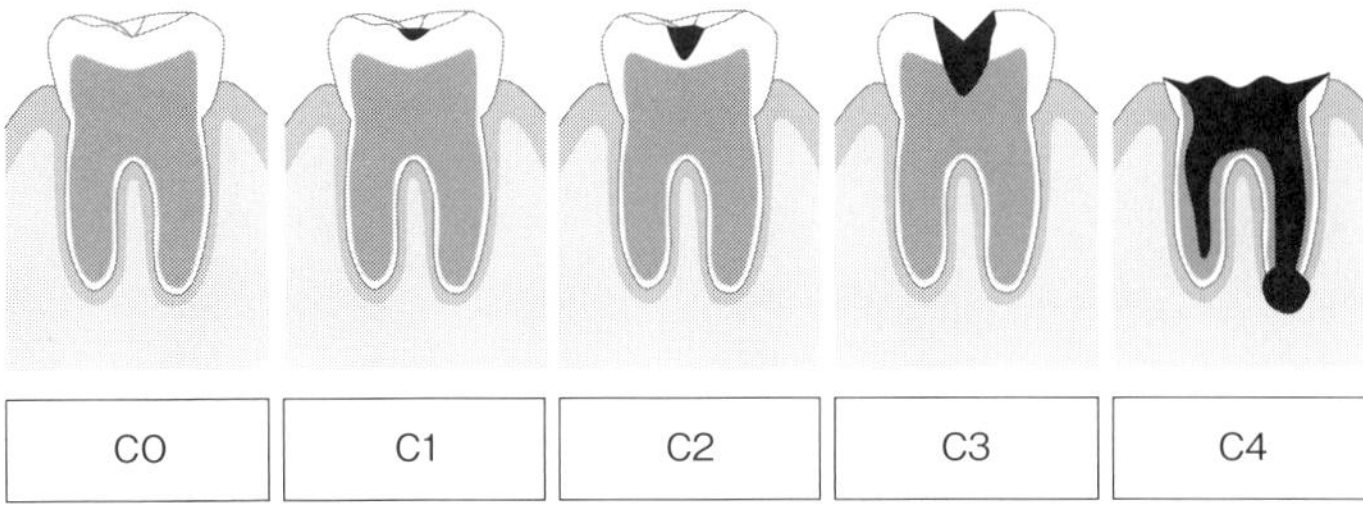

図4　プラーク中pHの変化

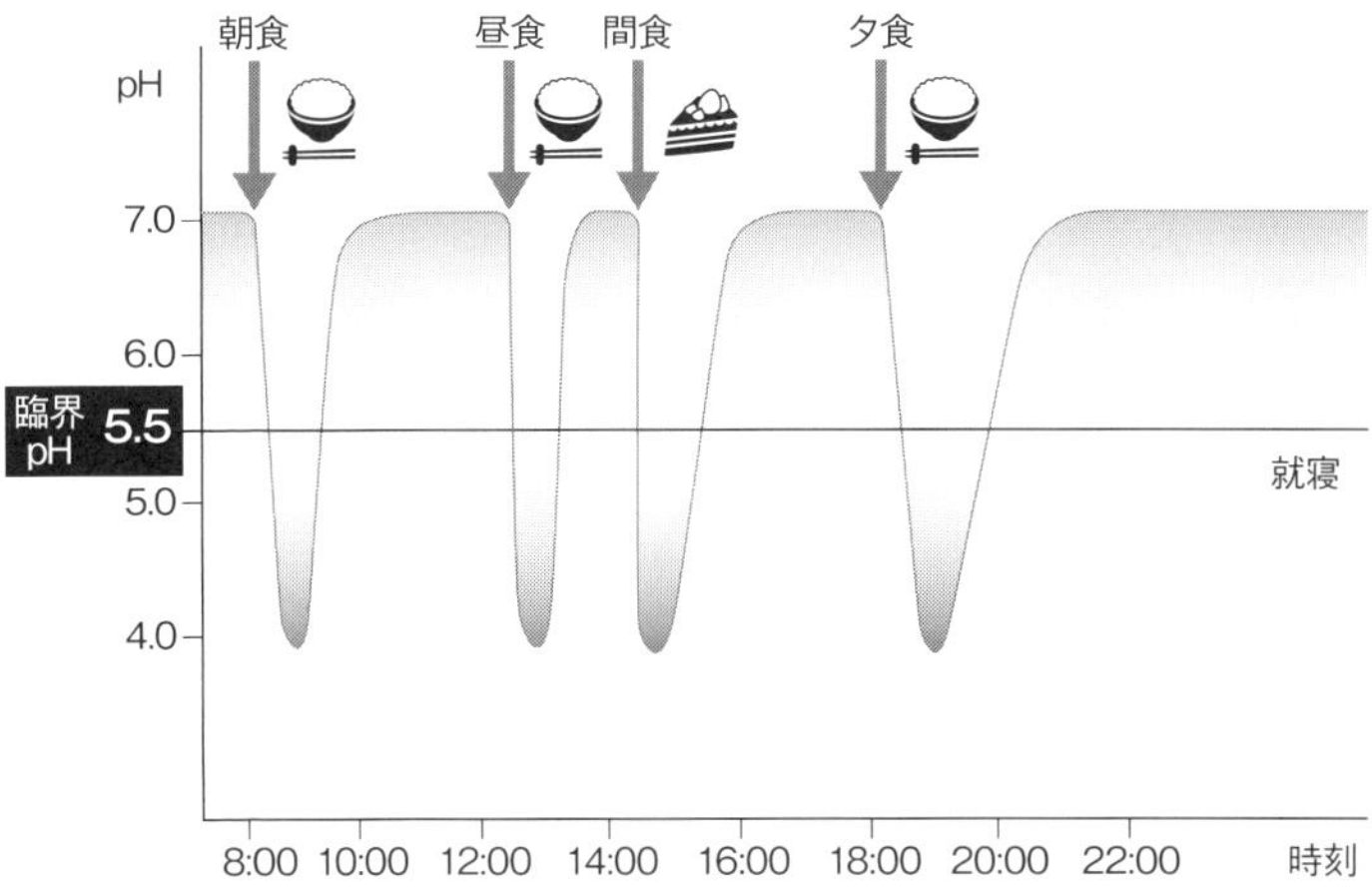

とるたびに歯の表面は酸にさらされます。

C1の虫歯はまだエナメル質だけが侵された状態で、痛みません。しかしC2まで進むとエナメル質より軟らかい象牙質にまで虫歯が及び、冷たいものや甘いものがしみ始めます。C3になると象牙質の内部深くに炎症が及んで、強い痛みを感じます。場合によっては歯髄（神経と血管）を取る処置が必要になります。C4に至ってはやむなく歯を抜くこともあります。

◆虫歯の治療法

虫歯治療には、大きく分けて次の3つの方法があります。

❶詰める治療

これは比較的軽度の虫歯に行います。虫歯になった箇所を削り、保険適用の治療ではプラスチック（レジン）やパラジウム合金などを使って詰めます。詰め物はインレーとも呼びます。保険適用外治療では、アレルギーや咬み合わせ、審美面も考えた金合金のメタルやセラミックス（陶材）などでの治療も可能です。

❷被せる治療

歯髄をとったり、歯冠が大きく損なわれて詰め物による治療で対応できないときに行います。クラウンとも呼びます。保険適用外治療では、金合金やセラミックスを使った治療も行われます（↓第４章１３３ページ）。

❸欠損を補う治療

残念ながら歯を失ってしまった場合に行う治療です。歯の欠損数が少数ならブリッジ、多くの歯が失われた場合は入れ歯治療をするのが一般的です。入れ歯も、素材によって保険適用でできるものと保険適用外治療になるものに分かれます。

入れ歯やブリッジでの治療以外に、手術をしてインプラント（人工歯根）を埋入する人も増えてきました（↓第３章84ページ以降）。

◆当院が行う、一歩進んだ虫歯の治療法

虫歯は細菌による感染症ですから、虫歯になると細菌に侵された箇所を削る治療が行われます。感染が象牙質にまで及んでいる場合は歯髄に近い場所を削るので、切削器具から出る熱で損傷を与えないように注意深く削る必要のある治療です。最近の治療はＭＩ（ミニマルインターベンション）という、可能な限り侵襲（生体を傷つけること）を与えない

治療が主流です。

私どもの医院では、できる限り歯髄を抜かずに虫歯治療を行うようにしています。歯髄には、脳に情報を伝える神経だけでなく血管が通っており、歯に栄養を送っています。血管のほかにも、歯髄には歯の象牙質をつくる細胞や免疫細胞が含まれますから、歯髄を抜いてしまうと、そこに栄養が届かず、歯の組織は時間が経つにつれてもろくなり、歯が割れやすくなります。

ＭＩで治療する有効な方法として、当院では3Mix《スリーミックス》-MP《エムピー》法を取り入れています。

●病巣無菌化組織修復療法―ＬＳＴＲ　3Mix-MP法

「ＬＳＴＲ　3Mix-MP法」の3Mixとは、メトロニダゾール（市販薬剤名：フラジール内服薬）、ミノサイクリン（市販薬剤名：ミノマイシン）、シプロフロキサシン（市販薬剤名：シプロキサン錠）の3種類の薬剤を混ぜ合わせるという意味です。メトロニダゾールは、象牙質の深いところにある虫歯に多く存在する偏性嫌気性菌（酸素を嫌う性質のある菌）に、またミノサイクリンとシプロフロキサシンは通性嫌気性菌（酸素がなくても発育できる菌）や好気性菌（酸素の存在が不可欠な菌）に対して有効であるといわれています。

図5　3Mix-MP法

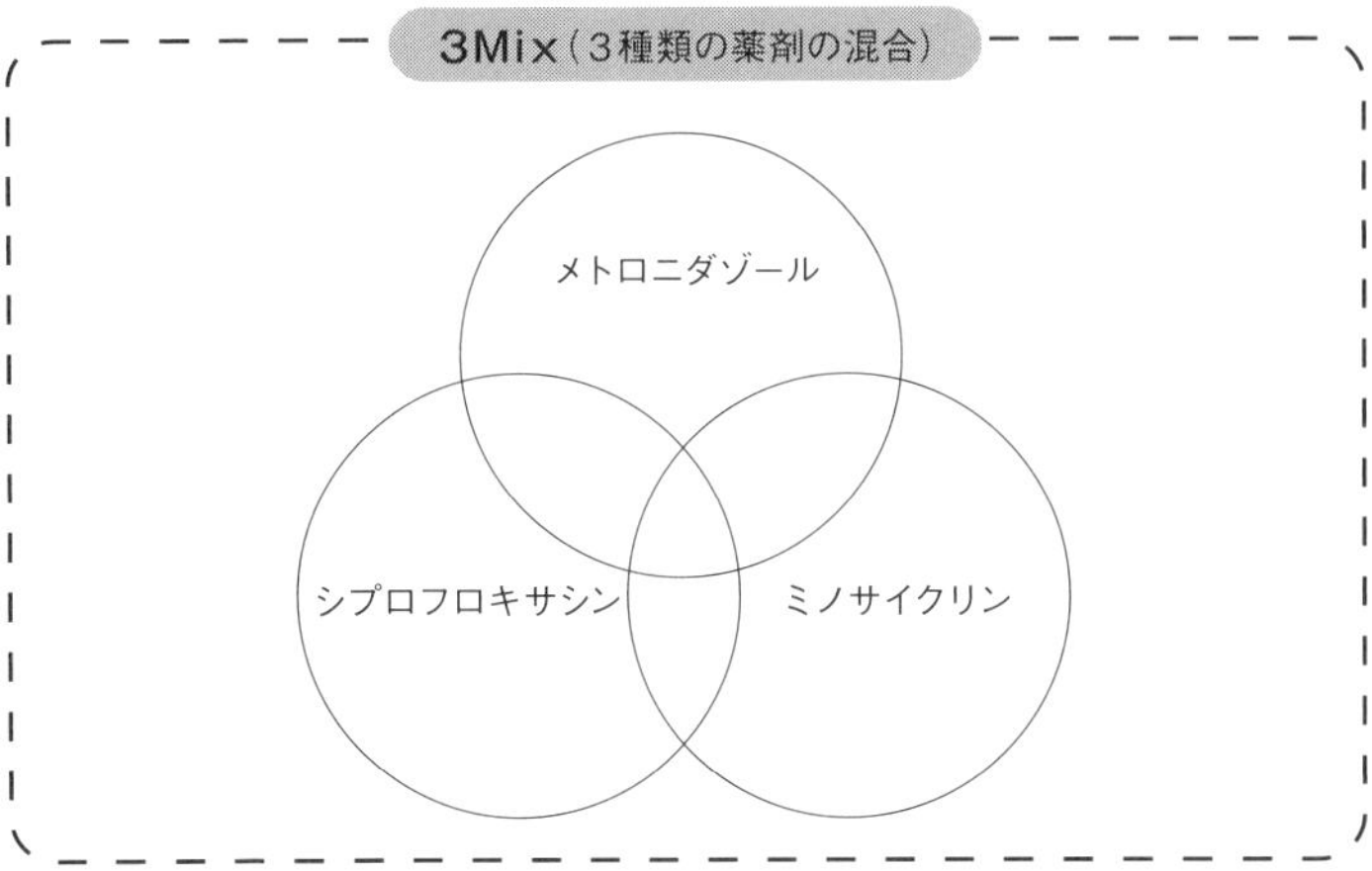

これら薬剤を患部に効率よく行き届かせるための基剤としてマクロゴール（M）とプロピレングリコール（P）を混合して行う治療が3Mix－MP法です。

つまりこれらの薬の力で虫歯菌を殺し、無菌化し、組織修復をめざすという内科的な治療法です。

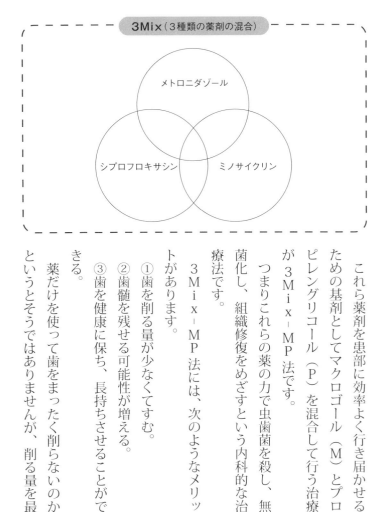

3Mix－MP法には、次のようなメリットがあります。

①歯を削る量が少なくてすむ。
②歯髄を残せる可能性が増える。
③歯を健康に保ち、長持ちさせることができる。

薬だけを使って歯をまったく削らないのかというとそうではありませんが、削る量を最小限にとどめ、残った菌を薬の力で無菌化するわけです。進行している虫歯も、歯髄から離れたところは削り、歯髄の近くに残った菌には抗菌剤を使うことで歯髄を守るよう努めています。

３Ｍｉｘ－ＭＰ法は、無菌状態にすることによって、歯髄の持つ本来の自己回復能力を生かした治療法ですが、ただし、薬をつければ歯に空いた穴が元通りに治るわけではありません。

私どもの医院では実際に治療を始める前に、必ずカウンセリングを行い、患者さんに自分の歯の状態を知っていただくことから始めます。３Ｍｉｘ－ＭＰ法で使用する薬剤はいずれも安全なものですが、痛みの程度や虫歯の状態、それぞれの患者さんの個人差や感受性などから総合的に判断し、３Ｍｉｘ－ＭＰ法を行うかどうかを判断します。

３Ｍｉｘ－ＭＰ法は、歯髄近くまで進行した虫歯に対して行われる治療です。やはり、もっとも大切なことは、３Ｍｉｘ－ＭＰ法の必要のない初期の段階で、虫歯の治療をすませることです。そのためにも定期的な歯科検診をおすすめしています。

トピック

マイクロスコープ

歯科医療は最小限の侵襲（ＭＩ）で治療し、できるだけ歯を削らず、歯を抜かない治療が主流になってきています。

歯科用マイクロスコープ（顕微鏡）の登場により、高倍率で拡大視して歯を削ったり根管の治療をするため、今まで見えなかったものが見えるようになりました。悪い所だけを削り、しかも最少の削除量で修復でき、根管の中も明るくはっきり見えるので、より確実性のある精度の高い治療が可能になりました。

90年代に歯科医療に導入されましたが、普及率は大学病院や一部の歯科医院のみで約3％です。機器が高価であることが最大の原因ですが、歯にやさしくて、治療の精度は格段に向上する機器ですので、今後の普及が期待されています。

2 歯を失わないための歯周病治療

年をとって歯が抜けてしまうのは、体力の衰えと同じような、老化現象のひとつで、当然のことだと思っていませんか。それは間違いです。35ページで触れたように、80歳で20本の歯を残そうという「８０２０（ハチマルニイマル）運動」を平成元（１９８９）年から厚生省（現厚生労働省）と日本歯科医師会が提唱しています。

「８０２０運動」は「日頃から適切な歯のケアをして20本の歯を残しておけば、一生涯しっかり噛んで食事ができる」ということです。

◆歯周病は成人が歯を失う原因の第1位

では、なぜ年をとると多くの人が歯を失ってしまうのでしょう？

日本で、成人が歯を失う原因の第1位が、歯周病です。40歳を過ぎた人の80％は罹患しているともいわれるほど多い病気です。生活習慣病の中でも、80％という歯周病の罹患率は最大です。一般に「メタボ健診」といわれている特定健診・特定保健指導とは、平成20

（２００８）年4月より始まった40〜74歳までの公的医療保険加入者全員を対象とした保険制度で、健診の項目は平成19年厚生労働省令１５７号第1条に規定されています。

日本は生活習慣病が多いため、その結果医療費が年間1兆円増大していると算出されています。そこで糖尿病と深い関係のある歯周病を治すことで、糖尿病が治ってくるということから、歯科でも特定健診として糖尿病の検査ができるようになる予定です。

歯周病は、体の免疫作用により進行が抑制されていますが、免疫力が低下すると悪化します。年をとると体力や免疫力が落ちて歯周病にかかる割合が高くなるため、「歯が抜けるのは老化現象」だと思われてきたのでしょう。

また、歯周病を重症化させるもうひとつの大きな要因が生活習慣です。不規則な生活や疲労、ストレスは、免疫力を低下させる原因となります。また歯周病の人は、高脂肪・高タンパクの食事をとっている人が多く、ミネラルや食物繊維も不足がちな傾向があります。糖尿、高血圧、喫煙も歯周病との関連性が高いことが指摘されています。

歯周病について正しい知識を身につけ、適切な治療を受けるとともに、生活習慣を見直し予防を心がけて、老後も自分の歯でおいしい食事ができる、健康な人生を送りたいものです。

◆歯周病の進行と症状

すでに述べたとおり、歯周病は、口腔内に存在する細菌によって引き起こされる感染症です。歯はどの歯の周囲にも歯周ポケットという溝があります。この溝の深さは、健康な歯茎では、1～2㎜で、中程度の歯周病ではポケットから3～5㎜です。そして重度の歯周病では6㎜以上にもなります。虫歯や歯周病の原因菌は、歯周ポケット内で歯に付着した強い粘着力を持つバイオフィルムの中でどんどん繁殖し、歯茎（歯肉）ポケットの奥深くまで侵入して、歯を支えている骨（歯槽骨）を溶かしてしまう、恐ろしい病気なのです。にもかかわらず、歯周病は初期段階では痛みなどの自覚症状がほとんどありません。このため知らず知らずのうちに歯茎や歯槽骨などの歯周組織が侵されてしまいます。

歯周病は、その進行度合いによって、歯肉炎と歯周炎に分けられます。

❶歯肉炎

歯肉炎は、まだ歯茎だけの炎症です。歯茎が腫れて赤く充血し、ときには出血したり、ただれたりすることもありますが、自覚症状は軽く、また進行がゆっくりしているために、歯茎の腫れや口の中のネバネバ感があっても十分な治療をせず放置してしまうことが少なくありません。

❷歯周炎

図6　歯周組織の変化

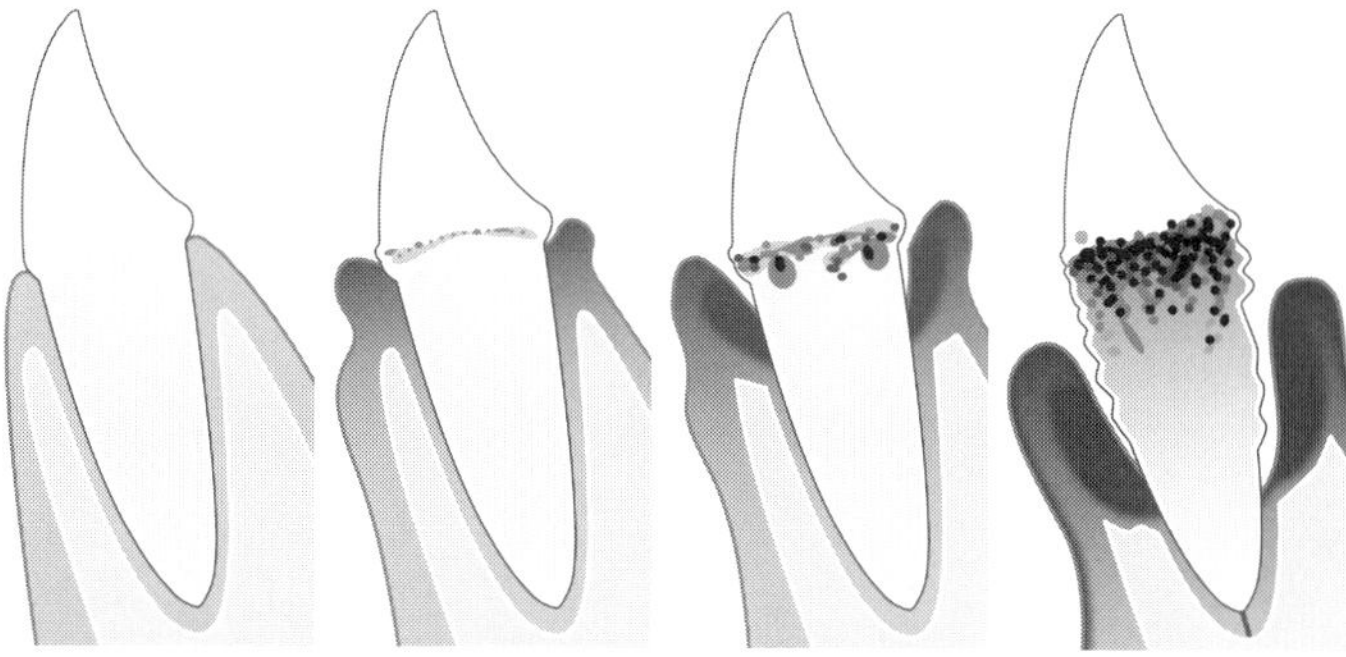

（図6、図9、図10、図12、図13　参考文献　「本当に怖い歯周病　その予防と治療」海苑社）

歯肉炎を放置すると、やがて歯周炎へと病気は進行します。初期の歯周炎になると、歯と歯茎の間に歯の表面のセメント質や歯根膜（歯と歯槽骨をつないでいるコラーゲンの結合組織）が破壊されて、歯周ポケットが深くなります。さらに炎症が広がると、歯槽骨の吸収（溶けていくこと）が始まります。歯肉炎が進行し、それとともに歯槽骨の吸収が進む状態を放置すると、歯がぐらついたり硬いものが噛みにくくなります。歯茎もブヨブヨし、膿が出て口臭がするなどの症状が現れます。さらに重症化すると歯槽骨は溶けてほとんどなくなり、歯根がむき出しになる末期を迎えます。ここまでくると、歯は抜け落ちてしまいます。

トピック

歯周病が引き起こす全身疾患

歯周病が怖いのは、口の中だけの病気ではないことです。口腔内で増殖した歯周病菌が、歯茎にたくさん集まっている毛細血管を通して体中に運ばれ、さまざまな病気を発症させたり、悪化させる要因となる可能性が指摘されています。特に糖尿病は歯周病との相関関係が強く、歯周病菌は血糖値をコントロールするインスリンの働きを弱くし、糖尿病を悪化させます。また逆に、糖尿病になると免疫機能が低下して歯周病菌はさらに繁殖します。糖尿病になると菌の繁殖を抑制する唾液の分泌が減って、歯周病菌が活性化し、より歯周病が進行しやすくなってしまいます。

次ページの図にもあるように歯周病が及ぼす全身疾患には動脈硬化や心内膜炎、血管性認知症、早産・低体重児出産のリスクを高める作用や、高齢者の場合、歯周病菌が唾液や食物とともに気管に入ることによって引き起こされる誤嚥性肺炎が挙げられます。

●TNF-αとインスリン

歯周病と糖尿病は密接な関係があります。TNF—α（腫瘍壊死因子α）は脂肪細胞

図7　歯周病と全身疾患との関連

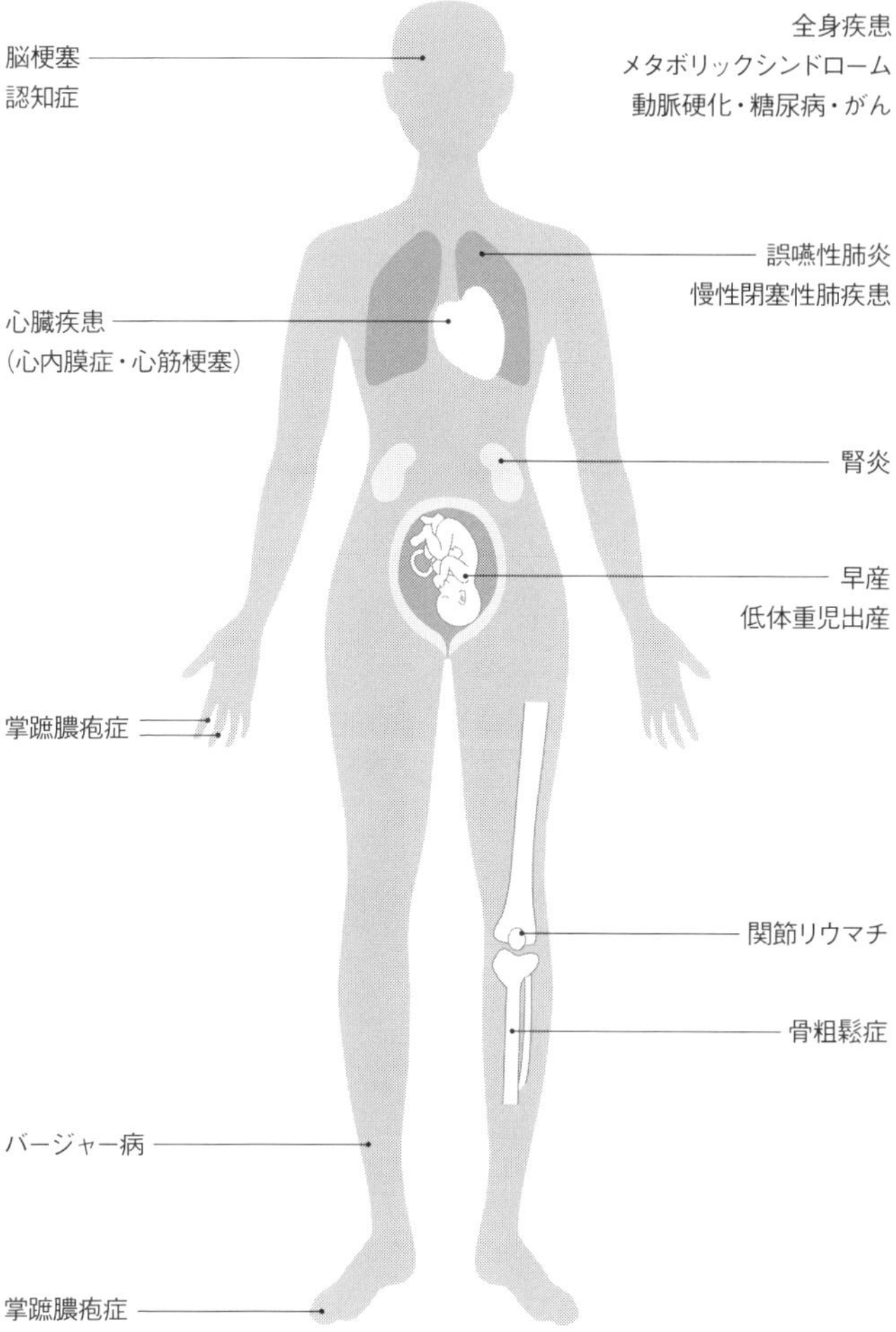

参考文献　「ほんとに怖い歯周病　その予防と治療」海苑社

図8　TNF-αとインスリン

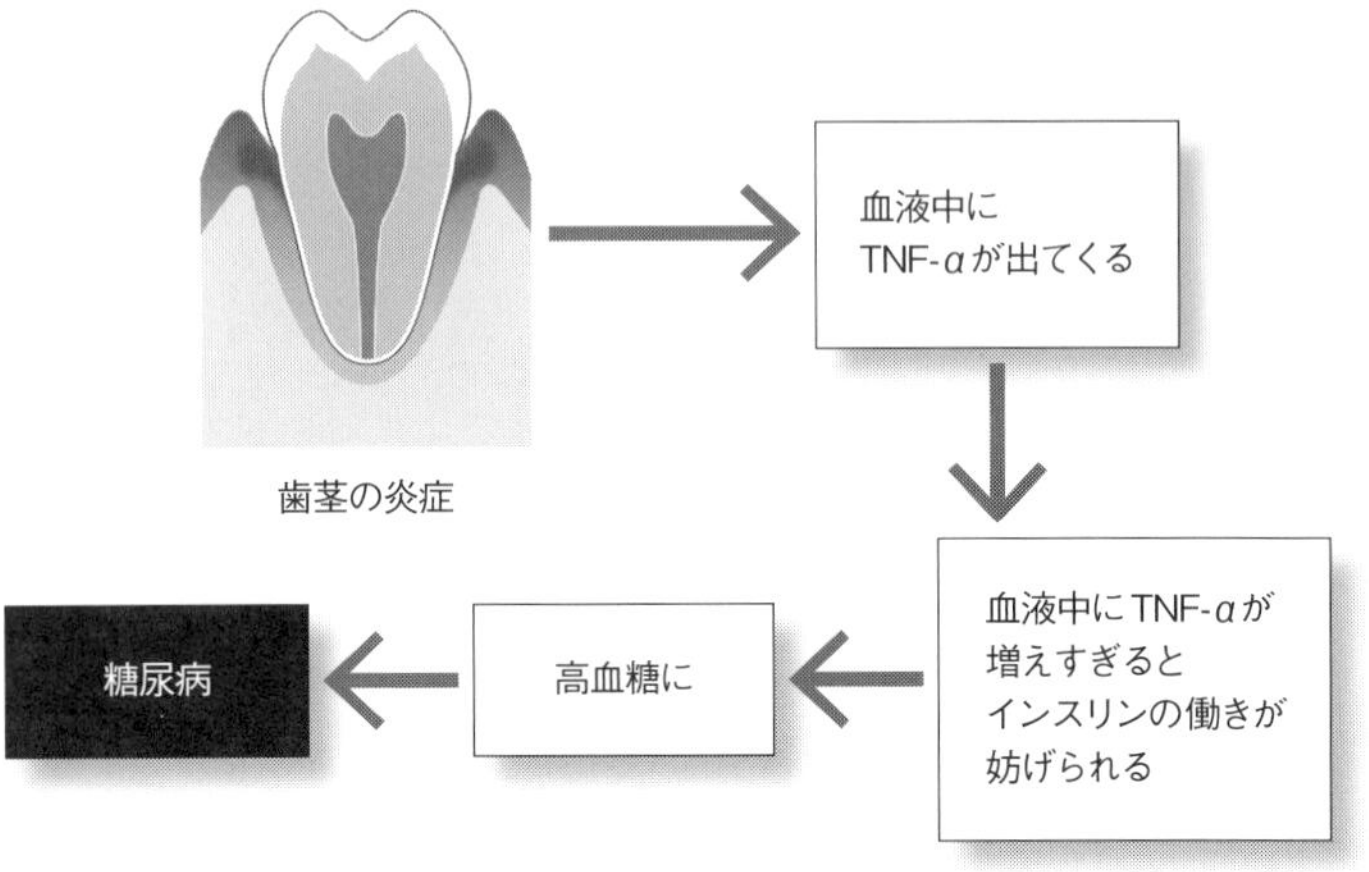
歯茎の炎症
血液中に
TNF-αが出てくる
血液中にTNF-αが
増えすぎると
インスリンの働きが
妨げられる
高血糖に
糖尿病

から分泌される物質で、インスリンの働きを悪化させるとともに、歯槽骨の吸収に影響を与えるといわれます。

◆歯周病の予防と初期の治療

❶歯周病の予防法

知らず知らずのうちに進行してしまう歯周病に対する最も有効な対策は、なんといっても日々の歯磨きで自分の口の中をきれいにすること。そしてその上で取りきれない汚れを歯科医院で定期的に除去してもらうこと。これが習慣になれば、仮に歯周病や虫歯になっても初期段階で発見でき、早期治療に結びつきます。ですから個人差はありますが、2〜3カ月に1度を目安に、定期的に歯のクリーニングをしてもらうことをおすすめします。

口の中には多くの細菌がいて当たり前です。大切なのは病気を起こさないように管理することです。また規則的な食事、禁煙、ストレスをためない生活を心がけることも、歯周病を予防することにつながります。

また歯周病が重症化する人の約1割に遺伝的要素が関係しているといわれています。もし自分の両親、祖父、祖母に若いうちから歯が悪い人がいたら、遺伝的要素があるかもしれません。ただし、遺伝だからといってあきらめる必要はありません。病気のスイッチが入らないように口の中を清潔にし、定期的に歯科医院で検診してもらえば、重症化するリスクはかなり防ぐことができます。

❷歯科医院でのPMTC

歯垢（プラーク）や歯石は歯周病菌の巣。歯の表面にも強力な粘着力を持つバイオフィルムが付着し、その中で細菌が繁殖しています。こうした汚れは日常の歯磨きではとれないので、定期的に歯垢や歯石を除去してもらいましょう。また、「PMTC（Professional Mechanical Tooth Cleaning）」と呼ぶ歯科衛生士による専門の器具や研磨剤によるクリーニングで、徹底的に歯と歯茎をきれいにしてもらうのも、有効な歯周病の予防になります。

〈バイオフィルムを作らせない予防法、３ＤＳ〉

３ＤＳ（Dental Drug Delivery System）による除菌セラピーとは、虫歯や歯周病の原因菌の巣となるバイオフィルムをＰＭＴＣなどで除去した上に、感染を起こす細菌を除菌するために行う、原因除去の治療法です。歯の型を取ってトレーをつくり、除菌・歯質の強化を促す薬品を塗布して口腔内に装着し、細菌によるバイオフィルム形成をシャットアウトする新しいシステムです。

図９　歯周ポケット測定

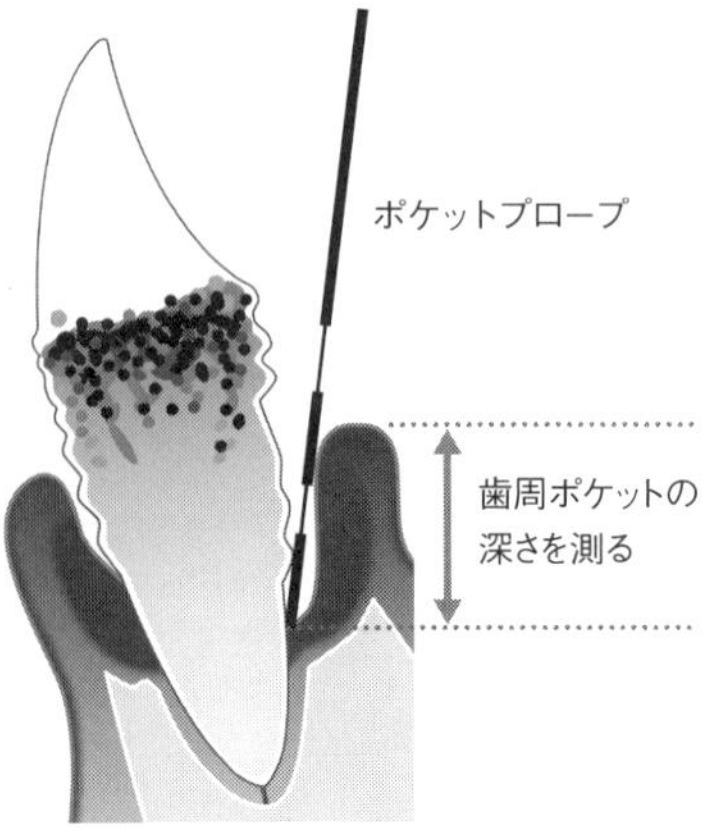

❸軽度・中等度の場合の歯周病の治療法

歯周病が初期の段階（歯周ポケットが比較的浅い場合）であれば、歯根面を滑らかにするＳＲＰ（歯根と歯茎の間の溝に入り込んだ歯石や炎症を起こした組織を専用の器具により掻きだす治療法で、スケーリングやルートプレーニングと呼ばれる）や、歯周ポケットの深さが3～5ミリくらいの中等度の場合は、

図10　エナップ手術（新付着術）

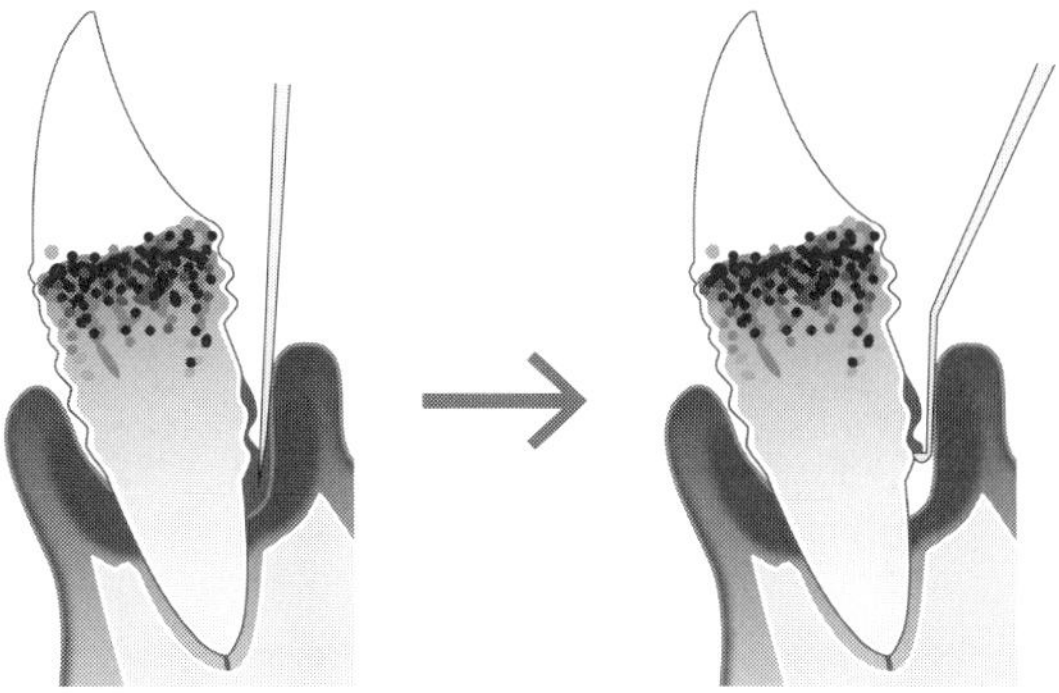

ポケット底をマーカーで印記後、メスでポケット内壁を除去する　　ルートプレーニングを行う

図11　フラップ手術（歯肉剥離掻爬手術）

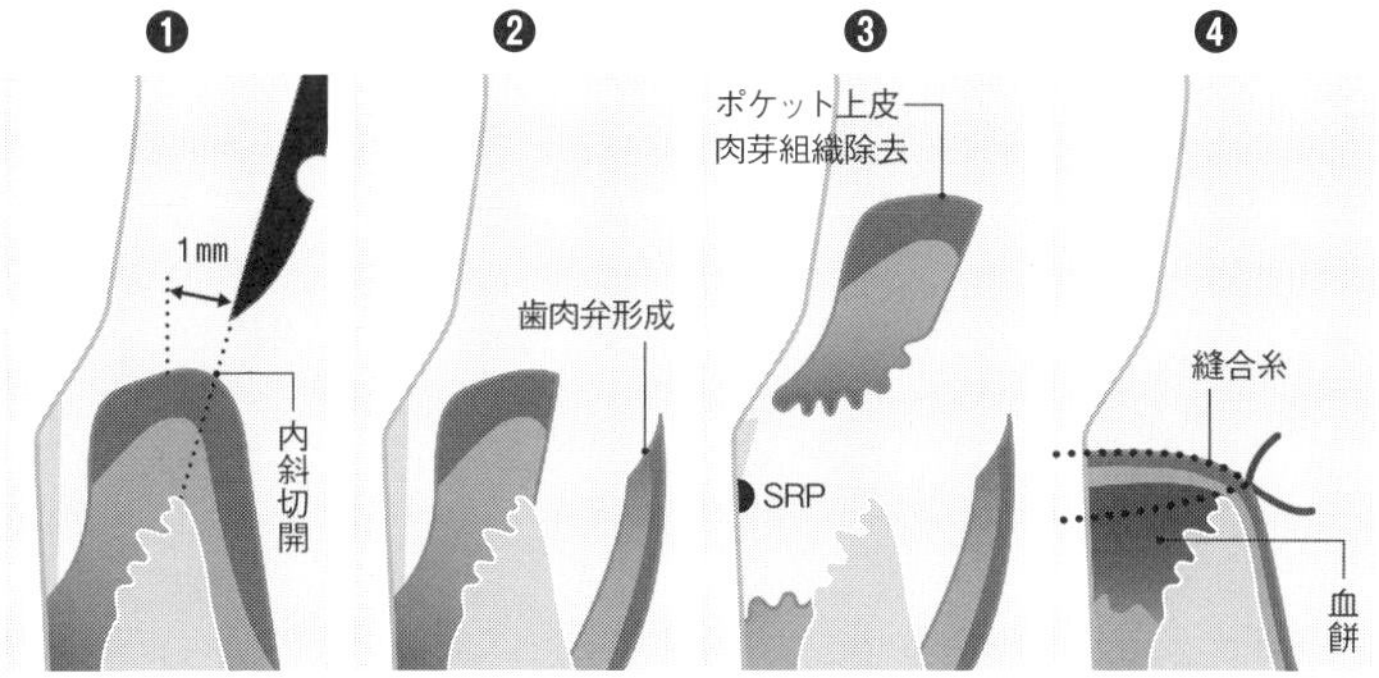

❶ 歯肉弁への切開　❷ 歯肉弁の形成　❸不良肉芽組織の掻爬とスケーリング・ルートプレーニング（SRP）　❹歯肉弁の縫合

P–Cure（歯周ポケット搔爬《そうは》術）という方法で、歯の見えている部分だけでなく、歯周ポケットなど歯茎で隠れて見えない部分まで、付着した歯石や歯垢（プラーク）を取り除いて、歯茎を健康な状態に戻すことができます。

歯周病が進行して、スケーリングやルートプレーニングを行っても症状が改善しない場合は、歯根に付着した歯石や細菌に侵され壊死したセメント質を除去する外科的な手術（エナップ手術）を行うことが必要になる場合があります。

❹進行してしまった歯周病の治療法

歯周ポケットが5ミリ以上になると、メスを使って歯茎を剥離し、ポケット内をきれいに搔爬してから歯茎を縫合する、フラップ手術の適応となります。術後、歯周ポケットが浅くなり、健康な状態に改善されます。

当院が行う、一歩進んだ歯周病の治療法

歯周病の治療法には、外科的治療のほかに、薬剤を使った内科的な治療法もあります。また初期の段階を通り越し、歯周病で歯周組織が大きくダメージを受けてしまっても、で

きるだけ歯を抜かずに治療し、歯槽骨や歯茎を再獲得するための治療法もあります。ここでは、当院が取り入れているこれらの治療法についてご紹介しましょう。

1 薬剤による歯周病の内科的治療

◆抗カビ剤による歯磨きと内服薬による治療

歯周内科治療はまず現在の口腔内の細菌の状態を調べるために、位相差顕微鏡による細菌の種類の観察や、リアルタイムＰＣＲ検査（歯周病菌のＤＮＡ診断）を行い、診断したうえで治療法を決定していきます。

歯周病の進行には歯周病菌だけでなく、カンジダ菌というカビが関与していることがわかってきています。従来、歯周病菌のつくり出すバイオフィルムには薬剤が効きにくいと考えられていましたが、カンジダ菌に効果を発揮する抗カビ剤（アンホテリシンＢシロップ）や歯周病菌に効果のある抗生物質（アジスロマイシン）があります。

私どもの歯科医院では、抗カビ剤を使った歯磨きと抗生物質の服用で、歯周病原因菌を殺菌し、その後プラークコントロールを併用する治療を行っています。

1週間ほどで、歯茎の出血や腫れ、口臭、歯のぐらつきなどの症状の改善が体感できるようになります。

◆高濃度次亜塩素酸電解水による溶菌

次亜塩素酸電解水はHClO（次亜塩素酸）とバイオフィルム破壊効果のあるNaHCO³（炭酸水素ナトリウム）が含まれたアルカリ性の電解水で、無色の水溶液です。薬品ではなく、口腔機能水と呼ばれています。アレルギーや副作用もありません。除菌力と消臭力、虫歯の予防に優れたこの電解水の特徴を生かして歯周病を治療します。高濃度化した次亜塩素酸電解水を歯周ポケットに噴霧し、いきわたらせることで、バイオフィルムを破壊し、歯周病菌や虫歯菌を破裂させて溶菌してしまう効果があります。次亜塩素酸電解水は超酸性水やオゾンと同様、インフルエンザウイルスやノロウイルス、病原性大腸菌（O－157）などの感染予防にも使用されているものです。

2 歯周組織を再生させる外科的治療法

図12　GTR法（歯周組織再生誘導法）

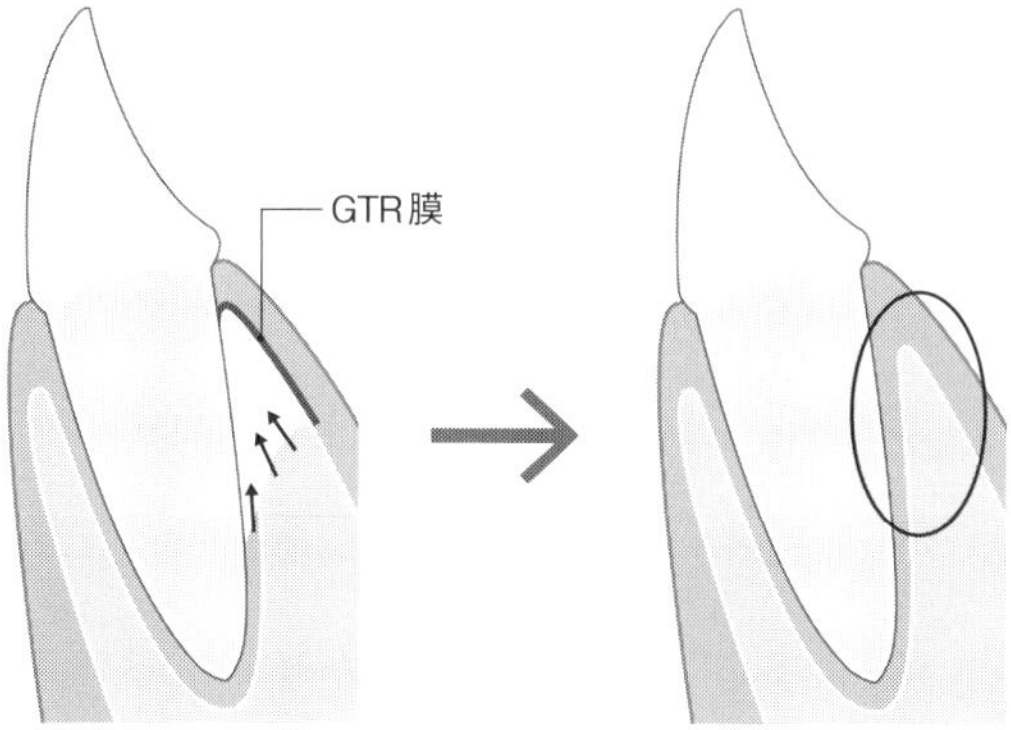
歯肉上皮に妨げられずに、
歯槽骨が修復される
修復された歯槽骨

◆GTR法、GBR法

歯周病によって、歯を支える歯槽骨が骨吸収を起こしてしまっているところへ、新たに骨を再生しようという方法がＧＴＲ法（Guided Tissue Regeneration：歯周組織再生誘導法）です。また、骨の欠損が大きい場合は溶けてなくなってしまった部分に、自分の骨や人工骨材（ハイドロキシアパタイト）を使って、骨組織の再生を促すＧＢＲ法（Guided Bone Regeneration：骨再生誘導法）があります。歯周病に罹患すると骨吸収とともに歯茎の粘膜組織も侵され、歯茎の退縮が起こりますが、失われた骨や歯根膜、セメント質などの組織を再生させるために、組織誘導膜を歯茎内に設置し、スペースを作って歯槽骨や歯茎の組織の再生を促す方法です。
ＧＴＲ膜によって骨の再生ができるスペースを作ります（スペースメイキング）。
ＧＴＲ膜には吸収性のものと非吸収性の膜（骨が再生した後に取り除く）があります。

トピック

最新の歯周組織再生療法―エムドゲイン法

一般的な歯周病の治療が終わった後に、歯周組織を再生する目的でエムドゲイン法があります。手術法はＧＴＲ法とほぼ同じですが、膜ではなく「エムドゲイン・ゲル」と呼ばれるゲル状の歯周組織再生誘導材料を使います。エムドゲイン・ゲルの主成分は若い豚の歯胚（歯のもとになる組織）から抽出した「エナメルマトリックス抽出物」というタンパク質の一種で、歯が生えてくるときに重要な役割を果たしています。

このエムドゲイン・ゲルを歯槽骨の溶けてなくなった部分の歯根の表面に塗っておけば、歯周組織の再生も活発になります。エムドゲイン・ゲルは吸収されるため、除去するための手術は必要ありません。

図13　エムドゲイン法

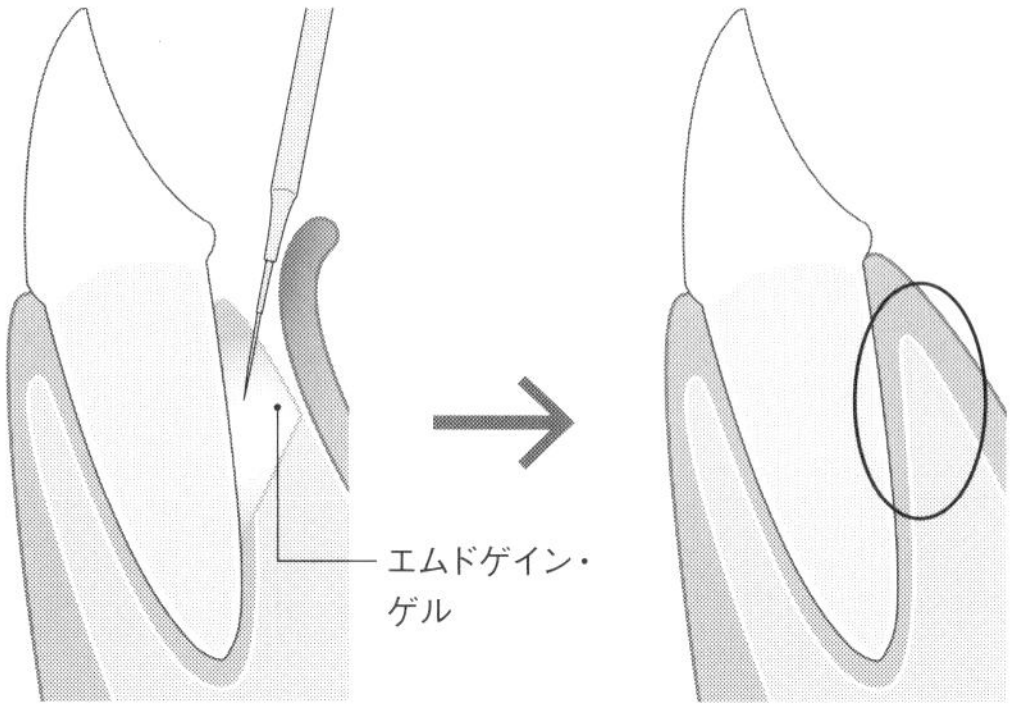

露出した歯根にエムドゲイン・
ゲルを塗布し、縫合する

歯槽骨など歯周組織が
再生する

虫歯にも歯周病にも効果を発揮するレーザー治療

レーザーを照射すると、水分と反応する蒸散作用で、一瞬のうちに照射された部分だけが破壊されます。レーザーには波長や出力の違いによって、組織表面を通過し、深部まで届く透過性レーザーである、半導体ネオジウムヤグ（Nd:YAG）レーザーと、組織表面でエネルギーが吸収される非透過性レーザーの炭酸ガス（CO_2）レーザー、エルビウムヤグ（Er:YAG）レーザーなどがあります。非透過性レーザーは膿瘍《のうよう》（膿《うみ》がたまった状態）の切開や抜歯後の止血作用、歯周病治療、根管治療に優れています。透過性レーザーは疼痛の緩和や消炎、殺菌、歯の切削などに適しています。

歯科治療で多く用いられる炭酸ガスレーザーは、波長1万660nmのレーザー光で歯に照射すると蒸散作用で虫歯菌や歯周病菌を一瞬にして蒸発させてしまいます。また、殺菌作用や創傷治癒促進作用もあり、傷ついた組織や細胞の再生を促進するため、歯周病の再発率も低いといわれています。また、非透過性レーザーである炭酸ガスレーザーは生体組織の表面の水分に作用しますので、周囲の組織の損傷もなく、アレルギー体質の人、妊娠中の女性でも使用でき、痛みがなく安全で優しい治療といえます。

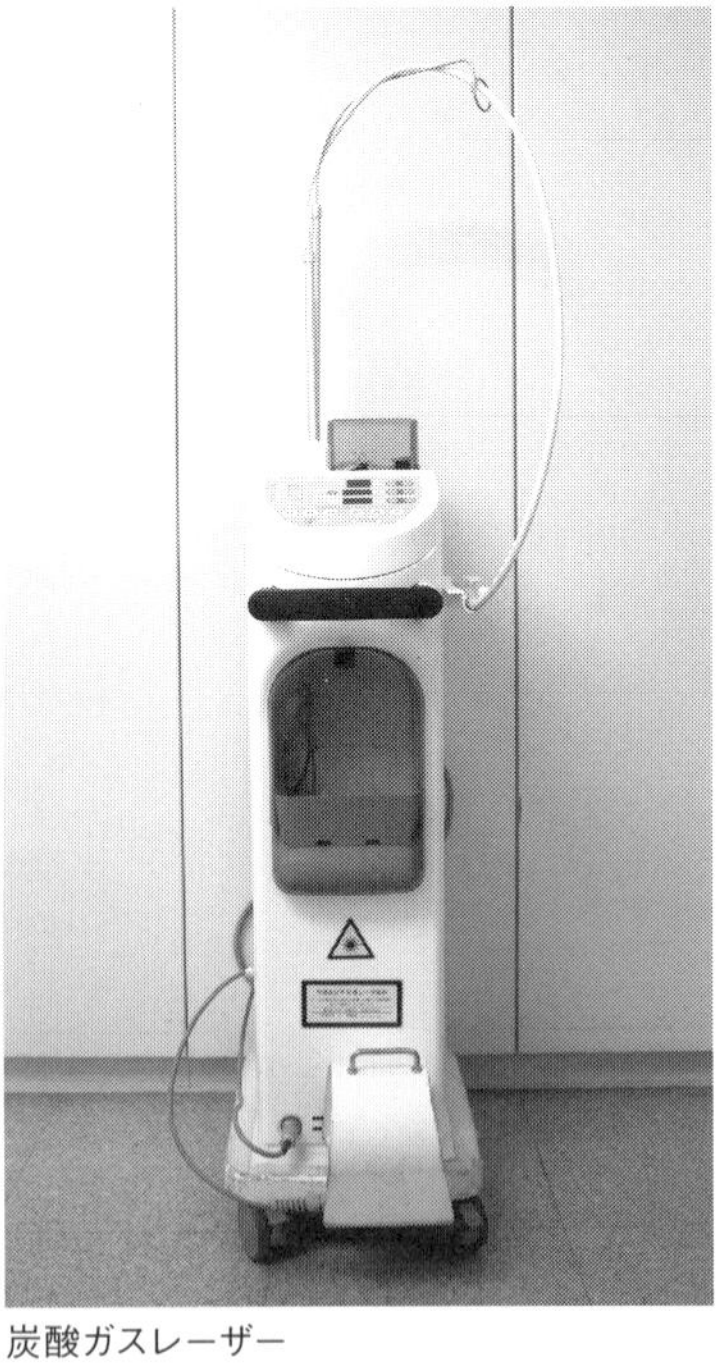
炭酸ガスレーザー

第2章

失った歯を補い、噛む力を保つための最新治療法①

ブリッジ・入れ歯

抜歯後に行う欠損部分を補う補綴治療

天然歯を大切にし、できるだけ抜かないように手をつくすのが、現代歯科医療の基本的な考え方です。とはいえ、必ず歯を残せるとは限りません。やむなく抜歯にいたるケースもあります。その際に大切なのは「そのまま放置しない」ということです。

歯を失った場合は、天然歯のかわりになる人工の歯で補う治療（補綴治療）を受けなければなりません。「1本くらいなくても平気」と考えて、歯を失ったままの状態を続けていると、歯のない位置では噛むことができないので、咀嚼することができませんし、噛む力そのものも大きく減少してしまいます。

また、歯の抜けた隙間から空気が抜けて発音が不明瞭になったり、隣りの歯の位置がだんだんと隙間のほうへ動いてきたり、失った歯と咬み合う位置にある歯が伸びてくる現象が起こったりして、咬み合わせ全体がずれてしまうこともあります。

咬み合わせがずれると、不正な位置でなんとか噛もうとするため顎の位置がずれ、咀嚼筋にストレスがかかり顎関節症を引き起こす要因となったり、体全体の骨格の歪みの原因にもなります。ですから抜歯後には必ず、人工の歯によって歯の機能を補う必要があります。

1　ブリッジ治療

ブリッジとは、抜けた歯の両隣りの歯を削って土台にし、クラウン（金属冠・金属でできた被せ物）を被せて真ん中の人工の歯を支える治療です。橋渡しする形態から「ブリッジ」と呼ばれます。保険が適用でき、ほとんどの歯科医院で行われています。

図14　ブリッジ治療

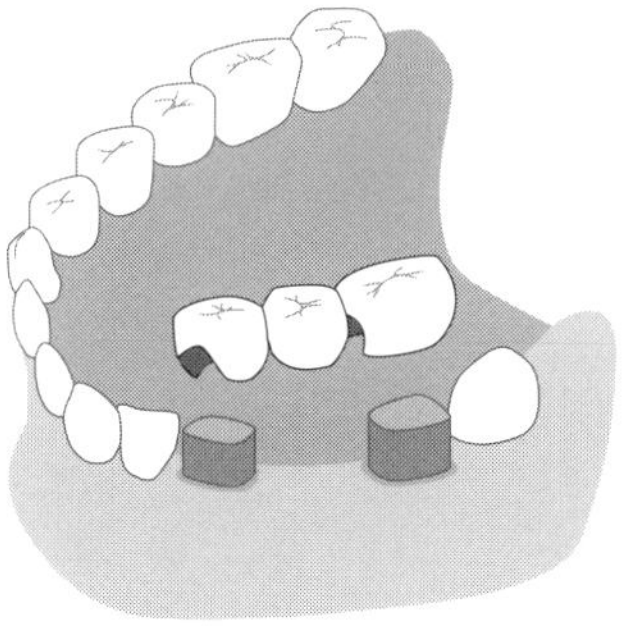

ただし、周囲の健康な歯を削ることを避けたい場合などは、たとえ欠損歯が1本でも部分入れ歯が適用されることもありますし、自由診療では、インプラントという選択肢もあります。審美的なことを考えれば、セラミックスを使った治療も選べます。

◆ブリッジのメリットとデメリット

・メリット…ブリッジは、失った歯の部分に天然歯に近い歯の形態や、咬み合わせも元通りにつくることができます。とくに前歯では、バネの目立つ部分入れ歯より審美面でも優れています。機能面でも、天然歯に近い噛む力が取り戻せます。また、自分の歯と同じように磨くことができますので、入れ歯のように毎日取り外して洗うという面倒な手入れが必要ありません。

・デメリット…最大のデメリットは、被せ物をするために、両隣の健康な歯を削る必要があることです。また、真ん中の人工の歯には歯根がありませんので、支える両隣の歯に負担がかかります。1本の人工の歯を2本で支えているブリッジの場合、支えている2本の歯に3本分の力がかかります。このため、支える2本の歯にトラブルが起きやすくなってしまいます。

このような場合、自由診療でインプラントを使い、両側の歯を削らず、単独で歯をつくることもできます。

奥歯を保険で治療した場合は被せ物が金属になりますので、最低でも3本分が金属冠(いわゆる銀歯)になってしまいます。しかし、色調、形態をより天然歯に近づけるために、金属以外の素材、たとえばセラミックスなどを使用することもできますから、歯科医師とよく相談して治療法を決定することをおすすめします。

2 入れ歯治療（部分入れ歯、総入れ歯）

・歯を多く失った人は義歯を使わなければ、認知症のリスクが最大1・9倍に（２００３年、「入れ歯と認知症のデータ」・厚労省研究班が愛知県の健康な高齢者４４２５名のデータを分析）。

・歯が少なくしっかり噛めない人は、脳卒中・心筋梗塞や誤嚥《ごえん》性肺炎による死亡の危険性が、それぞれ80％以上高い。

日本歯科医師会と厚労省が推進している「80歳で20本の歯を残して、しっかり噛もう」という８０２０運動の２０１３年度の達成者は38・３％ですが、２０１１年度の歯科実態調査でも、まだ約6割の人が、入れ歯を必要としています。また、８０２０を達成している人には、生活習慣病や認知症のリスクが少ないことが証明されています。

こうした事実は、入れ歯を入れてしっかり噛むことが人間の生活にとっていかに大切かを、はっきりと物語っているのです。このことを逆の面から考えると、入れ歯を入れることで失った歯の機能を補い、しっかり噛める状態を取り戻すことができれば、生活の質（QOL）を維持しながら健康に暮らすことができます。

実際に寝たきりの要介護の方が入れ歯を入れることで、食生活や栄養状態が改善されて歩けるようになった、さまざまな身体機能が改善されたという話は、決して珍しいことではありません。

お口にあった入れ歯は、しっかり噛めることで唾液の分泌が促され、全身の免疫力を高めることができます。また、豊かな表情を持った口元をつくることで、肉体的にも、精神的にもアンチエイジング（抗加齢）効果をもたらしてくれます。

でも、何度も入れ歯を作り直したけれども、やっぱり合わない、噛めない、痛いという思いをしている多くの方がいるのも事実です。

まずはあなたの入れ歯をチェックしてみましょう。

入れ歯を使用しているあなた。現在のあなたの入れ歯は、どの程度噛める状態でしょうか。次に掲げる入れ歯のレベルチェックを試してみてください。

図15　あなたの入れ歯レベルチェック！
入れ歯でどこまで噛むことができますか？

レベル6	雑煮の餅・ピーナッツ・堅焼きせんべい・古たくあん・生アワビ
レベル5	ビフテキ・フランスパン・するめいか・らっきょう
レベル4	堅いビスケット・おこわ・イカの刺身・ハム・こんにゃく
レベル3	はんぺん・煮魚・ごはん・マグロの刺身
レベル2	おかゆ・プリン・豆腐
レベル1	スープ

レベル判定

レベル6……自分の歯にかなり近い入れ歯です。
レベル5……まずまず噛める入れ歯です。
レベル4以下……歯科医院で相談しましょう。

(『山本式総義歯咀嚼能率判定表』より引用)

◆自分に合った入れ歯で若返り

一般に「入れ歯」という言葉からまず連想するのは「お年寄り」ということではないでしょうか。次に「噛めない、かたかた動く、見栄えが悪い」等々、いずれもマイナスのイメージが強いようです。

入れ歯は、歯を部分的、あるいはすべて無くした人が使う人工の歯です。使っている方にはお年寄りが多いのも事実です。しかし、入れ歯を入れると年寄りのように見られる、というイメージはまったくの間違いです。本来入れ歯とは、歯を失ったために衰えた口の機能を補う人工の歯で、しっかり噛めるように咀嚼機能を改善するとともに、老化を防いで年寄りくさくならないために入れ歯を入れるのです。

歯がなくなってうまく噛むことができないと、顎や頬の筋肉が衰え、口もとに張りがなくなります。容貌はもちろん、好きなものが食べられず、栄養も偏ることで、体力も気力も衰えてしまいます。

入れ歯を入れることでしっかり食べられるようになれば、体に栄養補給ができ、また口の周囲の肌が張って、容貌も回復します。入れ歯とは、機能的にも外見的にも若々しくなるための人工の歯、言い換えると人工臓器ともいえます。

◆入れ歯の種類

❶部分入れ歯

失われた歯が1本以上ある時に適用します。歯の失われた歯茎のドテの部分に入れ歯をのせ、周囲の歯にバネで固定して噛めるようにする方法です。失われた歯が1本のときは、通常ブリッジ治療が行われることが多いのですが、部分入れ歯を選択することもあります。たとえば失った部分が一番奥の歯で、左右に支えとなる歯がない場合や、ブリッジ治療のために左右の健康な歯を削ることを避けたい場合などです。

図16　部分入れ歯

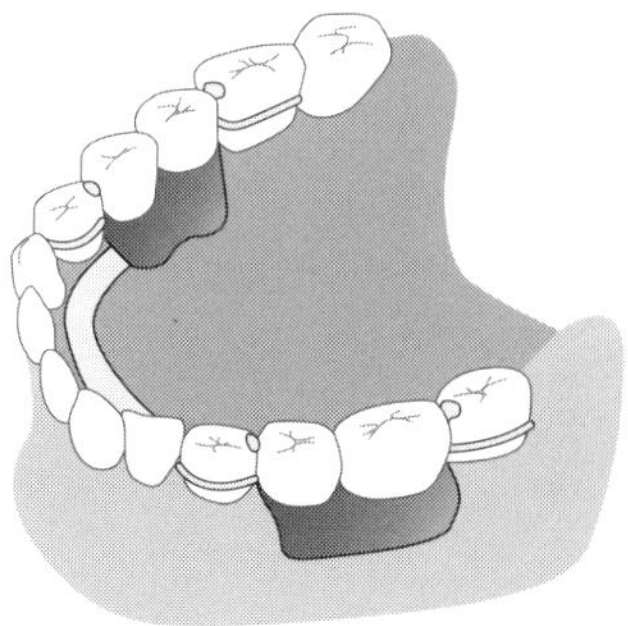

図17　総入れ歯

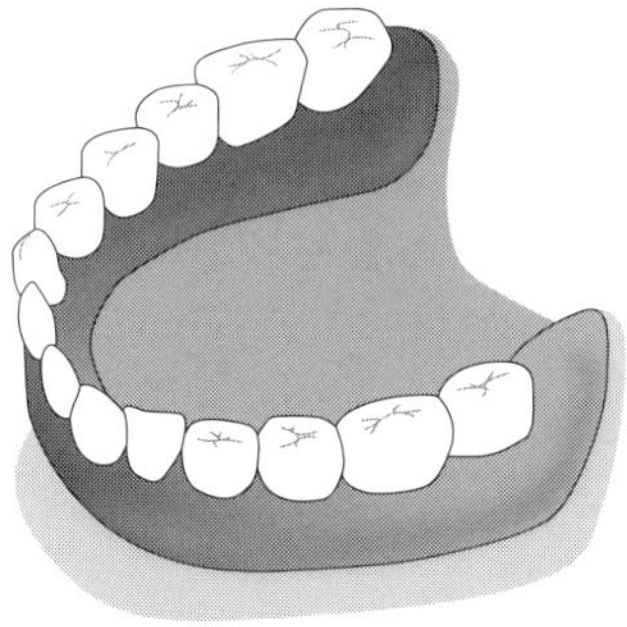

❷総入れ歯

すべての歯が失われたときに適用します。義歯の下にピンク色の義歯床があって、この義歯床を歯茎のドテにのせて吸着させます。

部分入れ歯、総入れ歯とも保険治療で作れますが、保険適用の入れ歯は義歯床の材料が限定され、味覚が損なわれたり異物感が出やすい、咀嚼能率が低いのが難点です。

◆入れ歯では噛めないのが当たり前？

以前は、「入れ歯では噛めない」という考え方が定着していました。入れ歯は自分の歯のようにぎゅっと力を入れて噛むことはできないし、入れ歯と歯茎の間に食べ物が入り込んで痛むし、特に総入れ歯は使い続けるうちに合わなくなってガタついてきて、ますますうまく噛むことができなくなってくる……というのが一般的な考え方でした。

保険治療の入れ歯の場合、使用できる材質も限られていますし、一人ひとりの歯茎の状態に合わせて精密に仕上げていく作業に限界があるのも事実です。

しかし、そもそもなぜ、作った当初はきちんと歯茎に合っていたはずの入れ歯が合わなくなっていくのでしょう？

●軟食を続けていると顎が小さくなり、顎の骨も脆《もろ》くなる

歯をなくしてうまく噛めないと、人はつい噛まなくても飲みこめる、軟らかいものばかりを口にしがちです。入れ歯を作ったあとも、面倒な入れ歯を使わずに、軟らかいものを選んで歯茎だけで食べている人もいるようです。実は、これがいけないのです。

歯茎の中には、歯を支える歯槽骨が存在します。歯を無くしたからといって噛まないでいると、刺激を受けない歯槽骨は、不要なものとしてどんどん吸収され、骨密度が低くなって顎の骨が脆くなり、歯茎もやせてしまいます。つまり骨がやせれば、歯茎もやせます。だから歯茎にぴったり合うサイズに作られた入れ歯も、しだいに合わなくなってしまうのです。また、合わない入れ歯を入れると、前方の歯だけや片側のほうばかりで噛んだりし

て、その部分の顎がやせてくるなどの現象が起こります。

入れ歯を使っていても、歯根のある自分の歯で噛んでいたときに比べると骨への刺激はやや落ちますが、噛むことが刺激となって骨密度の低下を防ぎ、骨吸収を防止します。ですから、正しく噛んでいないと本来の歯が植わっていた歯槽骨がやせてくる（顎自体が小さくなってくる）と覚えておいてください。

●入れ歯をつぎつぎ作り直す、という悪循環も……

では、せっかく作った入れ歯を使わない人が多い理由は何でしょうか？　入れ歯を使っている人の多くがおっしゃる不満を挙げてみましょう。

・安定しない（上の入れ歯が落ちる、下の入れ歯が動く）
・しっかり噛めない
・話しにくい
・食べ物の味がわかりにくい
・異物感が大きい
・見た目が悪い（入れ歯を入れていることがすぐわかる）

うまく食べられない、うまく話せない、噛むことができないなど、支障がある入れ歯なら、使いたくないのも無理ありません。しかしとりあえず食べる、話すに支障がないからといって入れ歯を使わないでいると、よく噛まない生活が続くことで歯槽骨がやせていき、咀嚼に必要な筋肉も衰えていきます。こうなるとますます嚥下力（飲み込む力）が低下して、食事もとりづらくなり、栄養状態が悪くなります。そして口元に張りがなくなり、外見もどんどん老けていきます。噛む力が衰えることで、さらに歯槽骨がやせる、舌が大きくなる、唾液が減ったりしてきます。こうなってしまうと入れ歯を作り直そうとしても、合う入れ歯を作りにくくなるという悪循環が起こります。

●快適な入れ歯が必要な超高齢社会・日本

現在の日本は、65歳以上の人口が23％以上を占める超高齢社会です。日本人の寿命は男女とも世界トップレベルで、高齢者となってからの期間が以前と比べてずっと長くなっています。長い一生をおいしく食べ、自然にしゃべり、楽しく元気に過ごすためには、使い心地の良い快適な入れ歯の存在が欠かせません。

歯科医療は日々進歩しています。入れ歯に関しても、バネを使わない審美性の高い入れ歯や、より自然にお口の粘膜にフィットし、使用していることを忘れるくらい異物感のないデンチャー（入れ歯）や、インプラントで固定したまったく動かないデンチャーなど、さまざまな新しい技術開発が進んでいます。

◆装着感、噛み心地、審美性にこだわる最新技術の素材を使用したデンチャー（入れ歯）

ここで、より天然歯に近い力でしっかりと噛むことができ、若々しさを保つことを可能にする、最新のデンチャーをご紹介します。

紹介するデンチャーはいずれも保険外の治療で、保険治療のデンチャーに比べ費用がかかりますが、装着感や咬み合わせ、見た目の自然な感じなど、納得のいくものを選んで一人ひとりのお口の状態に合わせたものを作っていくことができます。

現在使っているデンチャーに満足できず悩んでいる方も、ぜひ参考にしてください。

●ノンクラスプデンチャー

周囲の歯にかけるクラスプ（バネ）がない部分入れ歯です。色が歯茎の色に近く、弾性に富んだ素材（ナイロン樹脂や、ナイロン製ＡＩ樹脂、アルティメット樹脂の結晶）でできており、曲げたり落としたりしても割れにくくなっています。目立ちやすい金属製のクラスプがないことで、審美性が高められます。

●テレスコープデンチャー

クラスプを使わない、はめ込み式（＝テレスコープ）で、取り外しができるデンチャーです。代表的なものは、周囲の残存歯を金属の内冠で覆い、デンチャーをクラウンのように二重冠で被せて固定するコーヌステレスコープデンチャーです。このほか、かんぬきの原理を応用してデンチャーを固定するリーゲルテレスコープデンチャーがあります。

いずれも審美性に優れ、がたつきもなくしっかりと固定でき、よく噛めるデンチャーです。高い精度が必要となるため、精密な加工技術が求められます。

●アタッチメントデンチャー

アタッチメントというのは、クラスプで入れ歯を固定する以外の方法の総称です。歯と入れ歯を固定（維持）するには一般的にクラスプ（バネ）を使用します。しかし、クラスプは見栄えがよくないので、それを使わず、歯と入れ歯を連結するのがアタッチメントです。通常用いられるのは、デンチャーを固定するための金具を残っている歯に装着し、入れ歯に取りつけた金具とデンチャーに取りつけた金具とで固定する方法です。

代表的なものは磁石を使った磁性アタッチメントデンチャーで、残った歯根に磁性アタッチメントをつけ、デンチャーのほうに磁石をつけて、強力な磁力で維持する方法です。歯根の上にデンチャーを乗せるので、オーバーデンチャーとも呼ばれます。

図18　ノンクラスプデンチャー

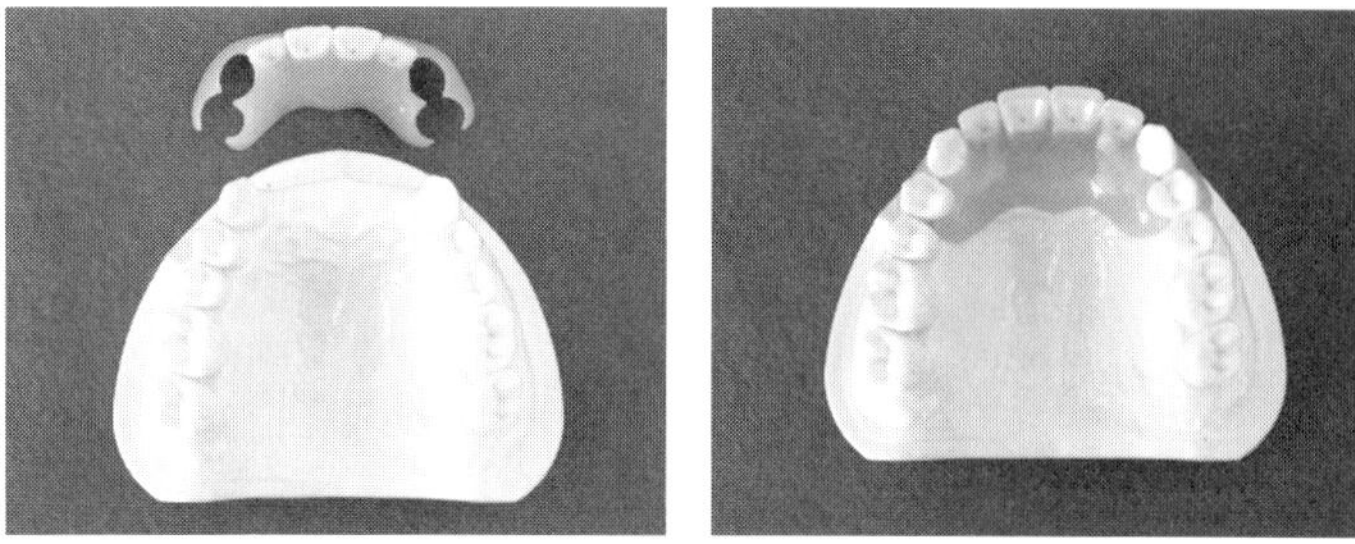

図19　コーヌステレスコープデンチャー

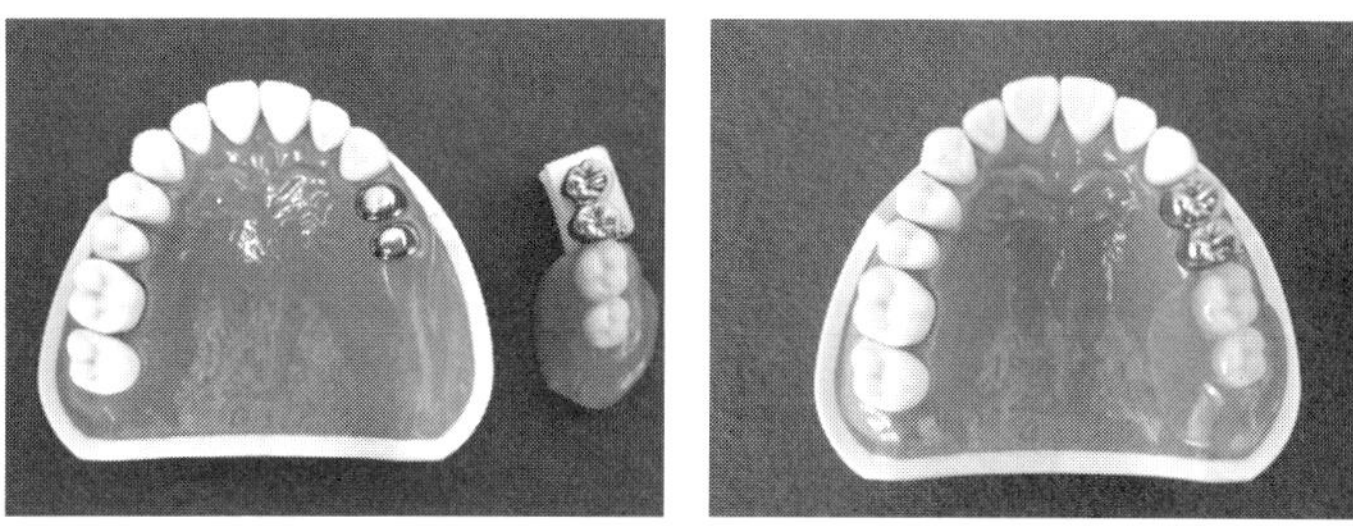

図20　磁性アタッチメントデンチャー

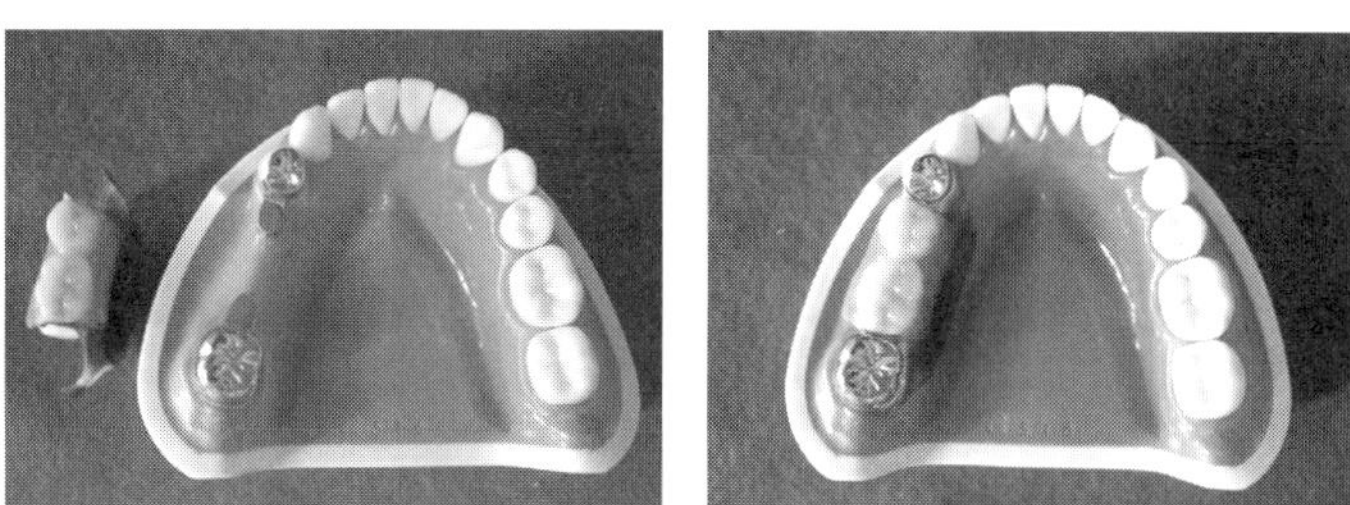

また歯根が残っていない場合に、インプラントを埋入して、それに磁性アタッチメントを取りつけたインプラントオーバーデンチャーもあります。

●素材にこだわるなら金属やシリコン

保険診療内で作るデンチャーの床は素材がレジン（=プラスチック）に限定されていますが、金属床なら厚みを大変薄くすることができるので、装着感に優れ、また、金属は熱伝導がよいので、食事の際にも食べ物を自然の温度に近い感覚で味わうことができます。ただし金属アレルギーがある場合は、使用する金属に注意が必要です。金属床には金合金、チタン合金、コバルト合金やクローム合金などが使用されます。

デンチャーを装着した際の痛みや、デンチャーが強く当たることによる炎症に悩まされる場合は、デンチャーが歯茎に当たる部分をシリコンで覆う方法があります。シリコンは弾力があるので、痛みがとれて、しっかりと噛む力が得られます。

コラム

いい入れ歯が作れるかどうかで歯科医院のレベルがわかる

入れ歯が合わない、噛めないとなると、高齢者の方などは、ときに生死にも大きく関係してきます。入れ歯が合わないために十分に栄養が取れない状態になってしまうからです。噛むということは、食べ物を咀嚼して粉砕し、唾液と混ぜて食塊にして、嚥下することです。この一連のことができないと、栄養をうまく腸で吸収できず、栄養失調になってしまいます。

通常入れ歯は、歯科医院内のラボ（歯科技工室＝院内ラボラトリー＝院内ラボ）で作られるわけではありません。一般的にみると90％以上の歯科医院では院内にラボを持たないため、外部の技工所に委託して入れ歯を作製しています。つまり、技工所の歯科技工士さんは、患者さんと一回も顔を合わせることもなく、入れ歯を作るわけです。

しかし、私どもには院内ラボがあり、入れ歯を専門に作っている歯科技工士がいます。ですから、歯科技工士が患者さんと直接お会いし、口の状態、顔の形を拝見し、患者さんと相談しながら作製していきます。

一人ひとりの顔立ちが違うように、私たちは目も鼻も口も、一人ひとり違います。本当にその人に合った入れ歯を作るためには、作り手が直接患者さんに会うことが絶対に必要だと、私は考えます。そうでなければぴったりと合って、よく噛め、患者さんが納得できる入れ歯は作れません。

実は、口にぴたりと合う入れ歯を作ることは非常に難しいのです。特に顎の骨の吸収が大きく、咬合（咬み合わせ）がずれて、どこで噛めばいいのかわからない、顎が不安定な患者さん、また、上と下の顎の大きさが違う患者さんに、満足する入れ歯を作るのは至難の業です。そうした難症例の患者さんに、違和感なく、しかもしっかり噛める入れ歯を作ることができる歯科医院ならば、一般的な歯の治療も充分できる腕がある、といえます。総入れ歯をつくる腕、入れ歯の治療には、その歯科医院の技術のすべてが入っているといっても過言ではないのです。当院は歯科医師と院内ラボの専門の歯科技工士とが連携して、患者さんに満足してもらえる入れ歯作りのために日々取り組んでいます。

第3章

失った歯を補い、噛む力を保つための最新治療法②
デンタルインプラント

急速に需要が伸びるデンタルインプラント治療

デンタルインプラント治療は、歯が抜けた場合の治療として、急速に需要が伸びています。

従来、歯を失ったらブリッジか入れ歯にする、というのが一般的でした。そこに、新しい選択肢として現れたのがインプラント治療です。

インプラントは保険外治療です。高度な歯科医療技術と外科手術が必要となることから、ブリッジや入れ歯より治療費が高額となります。にもかかわらず、近年インプラントを選択する人が大変多くなってきています。それはなぜでしょうか?

◆入れ歯、ブリッジとデンタルインプラントの違い

入れ歯やブリッジとデンタルインプラントには、決定的な違いがあります。それは、外科的手術をして人工的に歯根をつくるということです。人工歯根は歯槽骨(顎の骨)にしっかり植えられ、骨の組織と安定的に結合します。これは1952年スウェーデンのブロー

ネマルク教授が、埋入された純チタン製のインプラント体が、骨と拒否反応を起こさずに結合することを発見したことに始まります。この結合はオッセオ・インテグレーション（オッセオは「骨」のラテン語、インテグレーションは「結合」という意味の英語）といわれ、人工歯根が顎の骨としっかり結合することを意味します。

入れ歯は歯茎の上に人工歯を乗せるだけで、自然の歯にある歯根がありません。ですから、自然の歯に比べて噛む力が弱く、使っているうちにずれたり外れたりといった不具合が起きることもあります。またブリッジは、それを支える隣接する健康な歯を削るため、その歯の寿命を短くすることになります。

しかしインプラントなら、前歯から奥歯まで、どの部分にも植立することができ、人工歯根があるので単独で歯冠の部分が回復でき、天然歯と同じように強く噛むことができます。

インプラントを用いた治療法は、歯をすべて失った場合でも少ない本数（4～6本）のインプラントで固定する総入れ歯（オールオンフォー、オールオンシックス）、入れ歯を磁石でしっかり固定するインプラントオーバーデンチャーなど、症状や要望に応じてその適応が幅広いことなどがインプラントが広く支持されるようになった理由でしょう

（106ページ参照）。

◆インプラントは顎の骨の衰えを防ぐ

入れ歯の章で説明しましたが、歯がなくなると、噛むときの刺激を受けなくなるため、顎の骨や歯茎の細胞が不必要と認識されて吸収され、どんどんやせてしまいます。さらに、残った歯が歯のない部位に動いて、歯並びや咬み合わせも悪くなります。顎がやせるので口元にはシワができ、顔が老けた印象を与えてしまうのです。

インプラントは顎の骨に直接歯根を植えますから、しっかり噛めるので、顎の筋肉や骨にも刺激が伝わり（骨伝導）、骨の代謝が活発になることで骨密度が上がり、骨が衰えることはありません。反対に、老け顔だった人がインプラントにすることで顎が鍛えられ、顔つきが若々しくなります。

コラム
30年前から始まった、当院のインプラント治療チタンを使った近代インプラント治療は、1950年代にスウェーデン・ルンド大学で開発され、約30年前から日本でも治療に取り入れられるようになりました。

しかし、外科的手術を伴うインプラント治療はすぐには普及せず、治療を行う歯科医院はわずかでした。インプラント体が日本の薬事法上輸入できなかったこと、日本の大学では、否定的な見解の先生方がほとんどで、インプラントを扱う講座がないこともあって、インプラントの研究、発表などができなかったことが、普及が遅れた理由です。こうした大学の姿勢から、日本におけるインプラント治療の導入、普及、研修による手術・手技の指導はむしろ開業医主導のもとで進んでいったといっていいでしょう。

しかし、当時から需要はあったのです。どういう時代でも、しっかり噛むための医療技術を望んでいる患者さんはいました。入れ歯ではうまく噛めないと悩む患者さんを見ていた私は、この新しい治療に注目しました。日本の急速な少子高齢化は、当時すでに始まっており、将来は歯根まで回復できる先端医療のインプラントが必ず必要とされる時代が来る、と考えました。

そこで、私はいち早く形成歯科研究会（現・社団法人日本先端技術研究所）に入会し、日本のインプラント治療の先駆けであり、後に日本口腔インプラント学会の初代会長に

図21　レオナルド・リンコー教授が開発した
リンコーブレードのX線写真

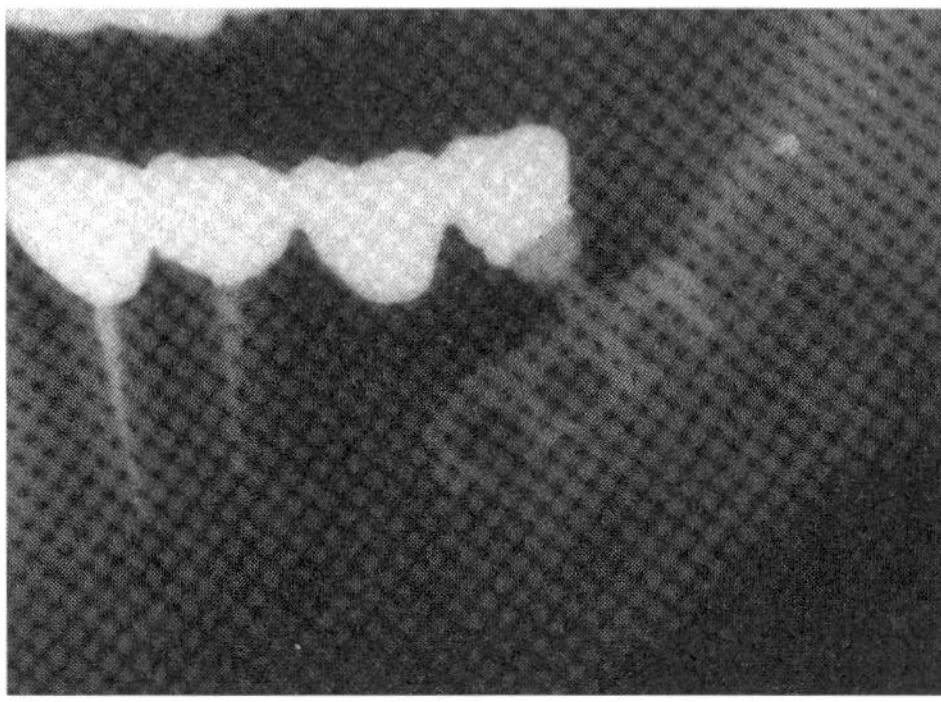

就任される山根稔夫先生や、山口大学医学部歯科口腔外科教授の山内寿夫先生の教えを受けることができました。当時主流だったのは現在のスクリュー型ではなく、アメリカニューヨーク大学のレオナルド・リンコー教授が考案した幅の広いチタン製で板状のリンコーブレードインプラントで、溝（チャンネル）を掘って埋め込むインプラントです。この手術法は現在行われているスクリュー型より手術・手技の難しいインプラントでした。

私は、インプラントの勉強を重ねるうちに、ますます「これだ！　将来、失った歯を回復する欠損治療はインプラントだ」という感を深めました。

歯応えでインプラントに勝る欠損歯治療は

ありません。天然歯には歯根膜があり、噛む力が骨の中にある圧受容器を刺激して脳に伝えます。これが歯応えです。インプラントには歯根膜はありませんが、歯根膜様の組織はできます。それによって入れ歯にはない「歯応え」を感じることができるのです。

インプラントの基本構造

インプラント体の構造は、大きく3つの部位に分けることができます。フィクスチャー（歯根部）・アバットメント（支台部）・上部構造補綴物（人工歯）です。

①フィクスチャー（歯根部）…歯槽骨の中に植立される人工歯根の部分です。材質は生体親和性が高い純チタンです。金属アレルギーの心配もほとんどありません。

②アバットメント（支台部）…フィクスチャーの上に取りつけるセラミックなどの上部構造補綴物（人工歯）を被せるための部品です。人工歯をしっかり固定し、上部構造物を支える役割をします。さらに歯が歯茎から生えているように、審美性に優れた自然な形を再現することができます。

図22　インプラントの構造

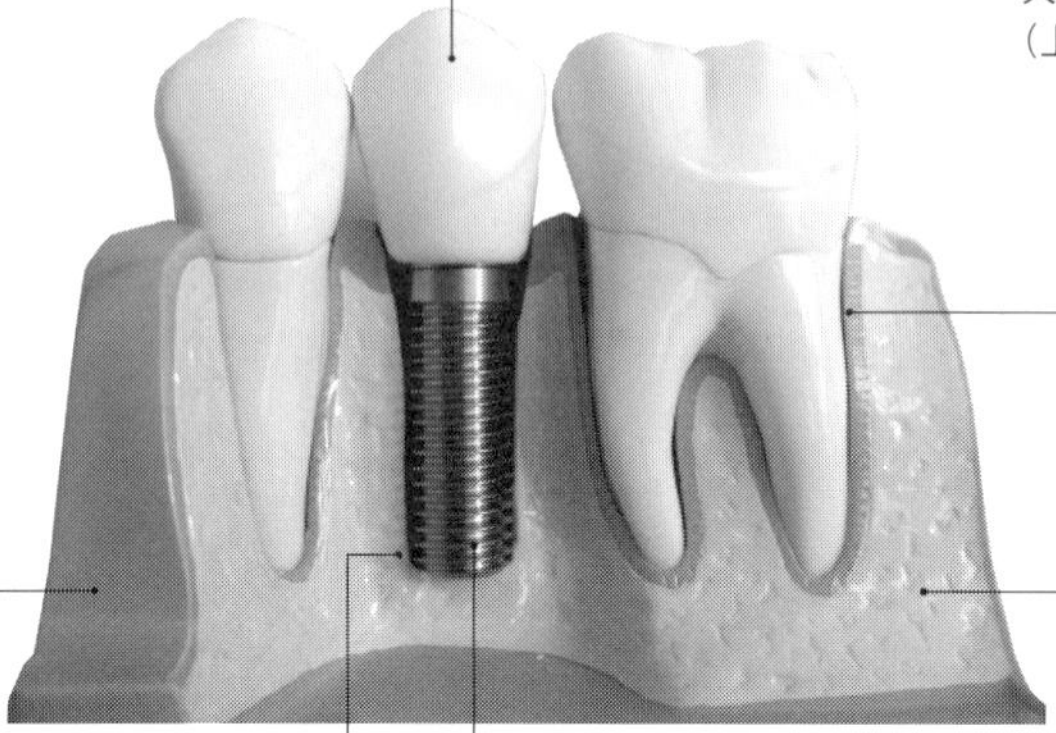

③上部構造補綴物（人工歯）…アバットメントの上に被せる、歯茎から出ている歯冠部分です。天然歯に近い色の素材が用いられます。

インプラント治療の手順

インプラントは手術を伴う外科的治療です。歯茎を切開して歯槽骨に穴をあけ、インプラントを埋入します。

手術の前には、十分なカウンセリングと検査が必要です。患者さんの全身の健康状態を手術前にくわしく検査し、パノラマレントゲン、CT（コンピュータ断層撮影）を使って顎骨の状態を詳しく調べて、インプラント体を植立することが可能かどうかを診断します。

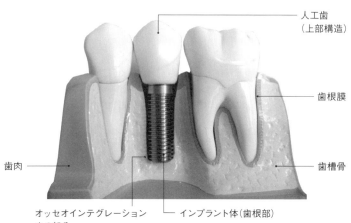

インプラント治療を受けるかどうかは、こうした診断結果の説明や、インプラントのメリット・デメリット双方をよく理解して、患者さんに手術するかどうか決定していただきます。インプラント治療は、その治療法を理解して、納得してくださることがインプラント成功の大切なポイントとなります。

そのために当院では、インフォームドコンセント（説明と同意）に十分に時間をかけています。医療現場では治療の難易度に関係なく、説明に十分に時間をかけて行うことが治療の成否を分けるともいわれており、インフォームドコンセントは患者さんの治療に対する不安をなくし、治療後のメンテナンスや健康そのものに対する意識も変えてくれるものでしょう。

インプラント体を植立するためには、その部分に十分な骨の量が必要となります。そこで、その部分に骨の量が足りない場合は、事前に骨再生療法を行います。

骨の高さや厚みが足りない場合など、さまざまな状態に応じての対処法として、GBR（骨再生誘導法）や骨移植（102～105ページ）があります。

また、上顎の歯槽骨が吸収されていると上顎骨にある空洞（サイナス）と副鼻腔との距離が近くなり、インプラントを埋入するには骨をつくって埋めたり、骨の厚みが足りない場合に行うサイナスリフトやソケットリフト、上顎洞の空洞を埋めたり、歯槽骨の幅を広げるスプリットクレストなどの治療法があります（100〜101ページ「インプラントの最新治療例」参照）。

インプラント手術を成功させるためには無菌的に行うことが大切ですから、無菌室などの設備、オペ室が必要です。また、歯周病や虫歯があれば、事前にその治療を行います。ただし、たばこは禁忌で、喫煙者は手術ができないこともあります。インプラント治療後は、年に数回定期的にメンテナンスの必要があります。

手術方式には1回法と2回法がある

◆1回法

顎の骨が十分にあることが条件となりますが、手術は1回だけで済ませることができ、患者さんの体の負担が軽いというメリットがあります。1回の手術で、インプラントを埋入して骨との結合を待ち、上部構造補綴物（人工歯）を作成します。

図23　1回法と2回法

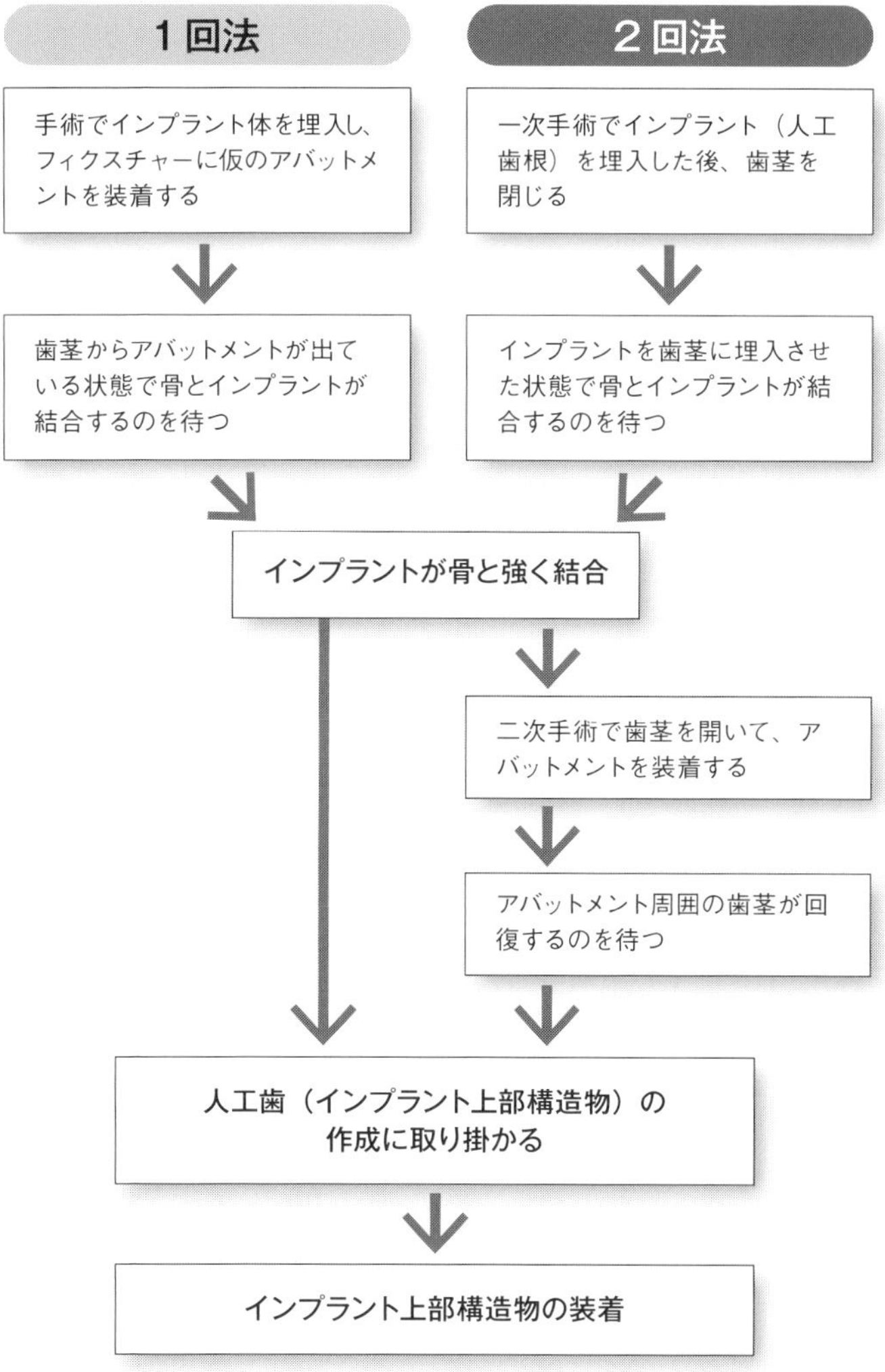
1回法
2回法
手術でインプラント体を埋入し、フィクスチャーに仮のアバットメントを装着する
一次手術でインプラント（人工歯根）を埋入した後、歯茎を閉じる
歯茎からアバットメントが出ている状態で骨とインプラントが結合するのを待つ
インプラントを歯茎に埋入させた状態で骨とインプラントが結合するのを待つ
インプラントが骨と強く結合
二次手術で歯茎を開いて、アバットメントを装着する
アバットメント周囲の歯茎が回復するのを待つ
人工歯（インプラント上部構造物）の作成に取り掛かる
インプラント上部構造物の装着

◆2回法

インプラントの治療法の主流は、この2回法です。インプラント体にすぐに荷重をかけない方法です。フィクスチャーとアバットメントが分離したインプラントを用い、1回目の手術でフィクスチャーを埋入したあと、頭部にカバーをはめていったん歯茎を縫合します。骨との結合を待ち、その後2回目の手術で、フィクスチャーの頭部を露出させてカバーを外し、アバットメントを装着してから上部構造補綴物（人工歯）を作成します。

トピック

歯科用の3D-CT（コンピュータでの3次元的多機能断層撮影装置）

虫歯や歯周病をはじめ、歯の治療をするときには、その状態を確認するため、歯科医師は通常パノラマレントゲン撮影を行います。パノラマレントゲン撮影を行うことで、肉眼では確認できない骨の内部などの異常を知ることができます。

しかし従来のレントゲン写真では2次元の診断しかできませんでした。それに対しCTでは、デジタルパノラマと歯科用CTを共用できるので3Dでの立体画像が可能になり、神経の位置や血管、骨量や骨密度なども把握でき、より精密な診断が可能と

図24　3D - CTの写真（モリタ社製）

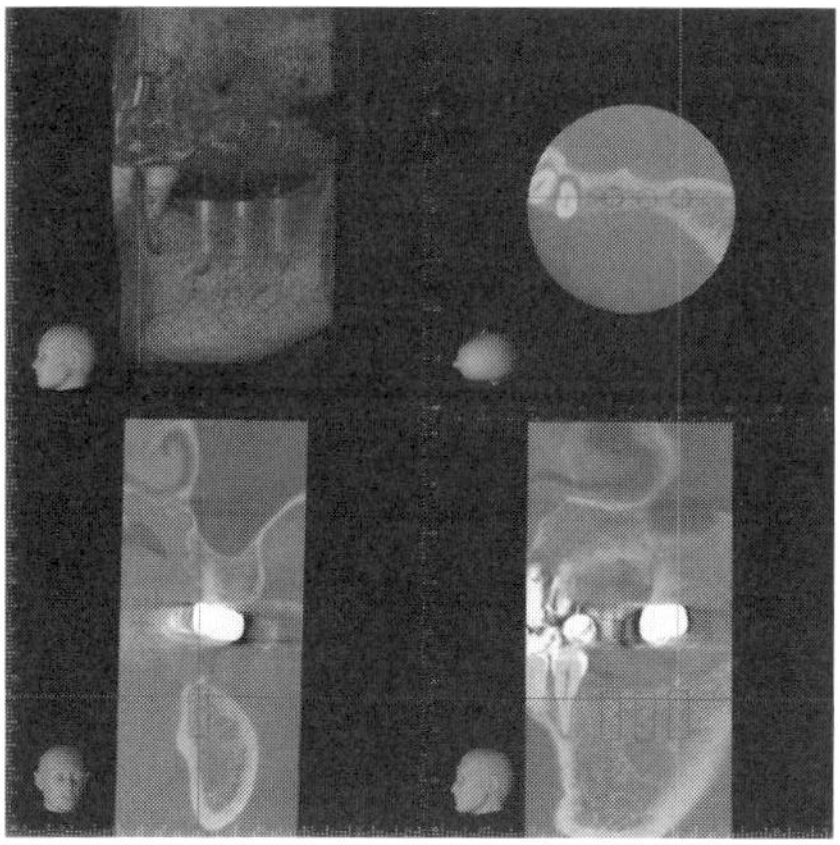

なります。

このことにより治療の安全性が一層広がり、インプラントなどの外科的治療や矯正治療、根管治療、親知らずの抜歯など、幅広く治療に活用されています。

コラム 安売りインプラントにご注意

インプラント治療を行う歯科医院は、今や全国どこにでもあります。しかし、中にはインプラントのトレーニングを十分に積まないまま、安易に治療を行っている歯科医院があるのも、残念ながら事実です。「手術した後に歯茎の腫れがひかない」「痛みがとれない」「インプラントが抜けた」「被せ物がとれた」「うまく噛めない、噛むと痛い、しびれている」といった、昨今マスコミ等で取り上げられるインプラント治療のトラブルも、こうしたことが原因ではないかと思います。

インプラント治療は咬合力学まで考えて行う、非常に高度な治療法です。歯というのは、きちんと上下顎の歯が咬み合うように1本1本湾曲し、植立方向にも違いがあります。これは重力の方向とも関連していて、歯はその形の変化で、荷重を分散させているのです。インプラントの埋入で、咬み合わせのバランスが1本でも崩れると口腔内の歯全体に影響を及ぼします。このように失った歯の機能を回復させるインプラント手術を成功させるためには、術式、埋入の方向、咬合力を考慮した上で、上部構造を設計する非常に高度な見識と経験が必要となります。また、インプラント周囲組織の健康をいかに回復させるかという要素も欠かせません。

インプラントをしましょうか、うちは安いですよ、という押しつけ的な治療をする歯科医院もあると聞きます。しかし、安さを売り物にしている歯科医院で安易に治療を受けてしまうのは取り返しのつかないトラブルのもとになる、ということを、ぜひ知っていただきたいと思います。

コラム

周術期口腔管理を効果的にする「細菌カウンター」

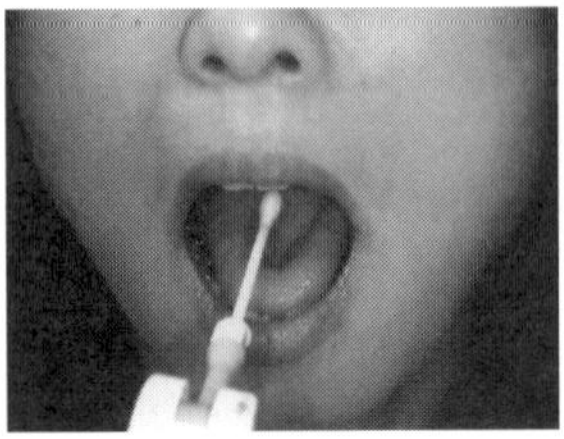
口腔内から唾液を採取

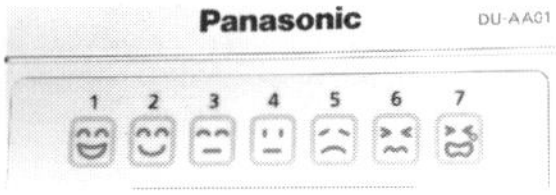

7段階の細菌レベル評価

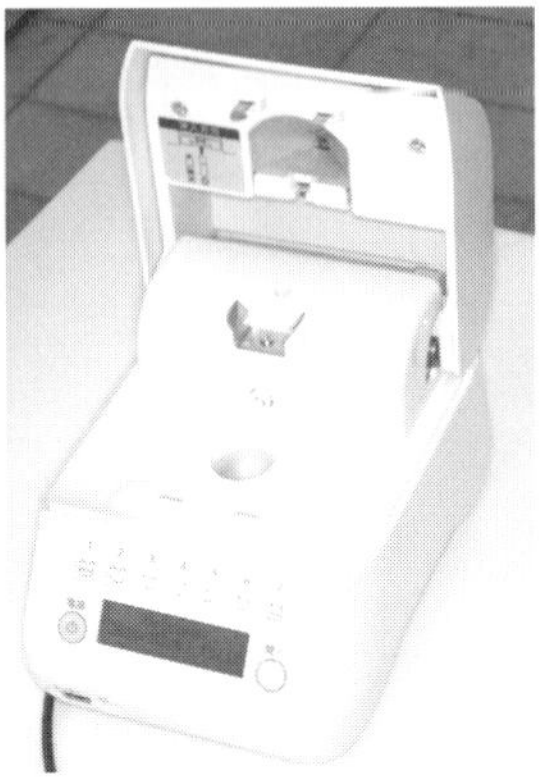
細菌カウンター

一見、健康そうに見える口腔内には、虫歯菌・歯周病菌・肺炎球菌・スピロヘータ・カンジダなど多数の細菌が存在しています。口腔ケアはそうした細菌をコントロールして減少させ、虫歯や歯周病、誤嚥性肺炎の予防方法として重要な役割があります。

とりわけ近年注目されているのは、地域の歯科医療機関と連携して急性期病院での、入院中の患者さんに口腔ケアを実施する周術期口腔機能管理です。口腔ケアによって術後の感染が軽減でき、術後の回復も早く、手術の成功率の向上に役立っているようです。

従来、口腔ケアによって口の中が清潔になったかどうかの評価は細菌培養による判定でした。細菌カウンターは、口腔内から採取した唾液に含まれる細菌総数をわずか1分で測定できますので、患者さんの口腔管理がスムーズに行えるようになりました。

この「細菌カウンター」は、口腔内から採取した唾液に含まれる細菌総数を1~7レベルで判定します。最大で1億個以上の細菌が口腔内にいる場合もあり、簡便に測定できることで、口腔管理がスムーズになり、口腔ケアの成果が患者さんに説明しやすくなり、より適切な治療が可能になりました。

インプラントの最新治療例

◆インプラントを埋入する部位の骨の量が少ない場合の処置

歯を失って骨がやせると、インプラント治療の前に骨をつくる処置が必要になる場合があります。

上顎の奥歯が喪失すると骨がやせ、上部にある上顎洞《じょうがくどう》（サイナス）という空洞が次第

図25　上顎洞

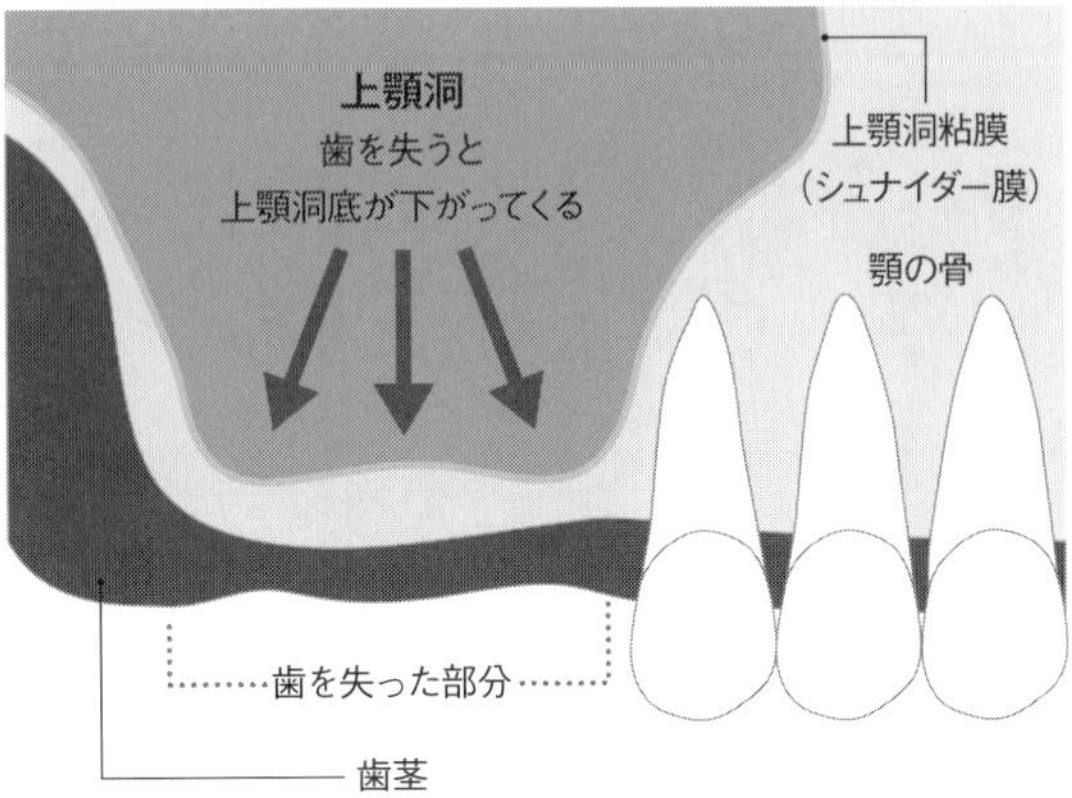

に広がってきて、インプラント埋入に必要な骨の量がなくなってしまいます。そうした場合の処置としてサイナスリフトとソケットリフトという治療法があります。

❶骨の吸収が大きい時——サイナスリフト

歯茎側面を切開して骨に穴をあけ、上顎洞粘膜を注意深く剥離して押し上げていきます。剥離して押し上げたスペースに補填用の骨移植材や自家骨を入れ、顎の骨をつくります。数カ月後、骨が再生したら、その部分にインプラントを埋入します。

❷骨の量がやや足りないとき——ソケットリフト

専用ドリルで数ミリの骨を残して、上顎洞の近くまで穴をあけます。残した骨を専用器

図27　ソケットリフト

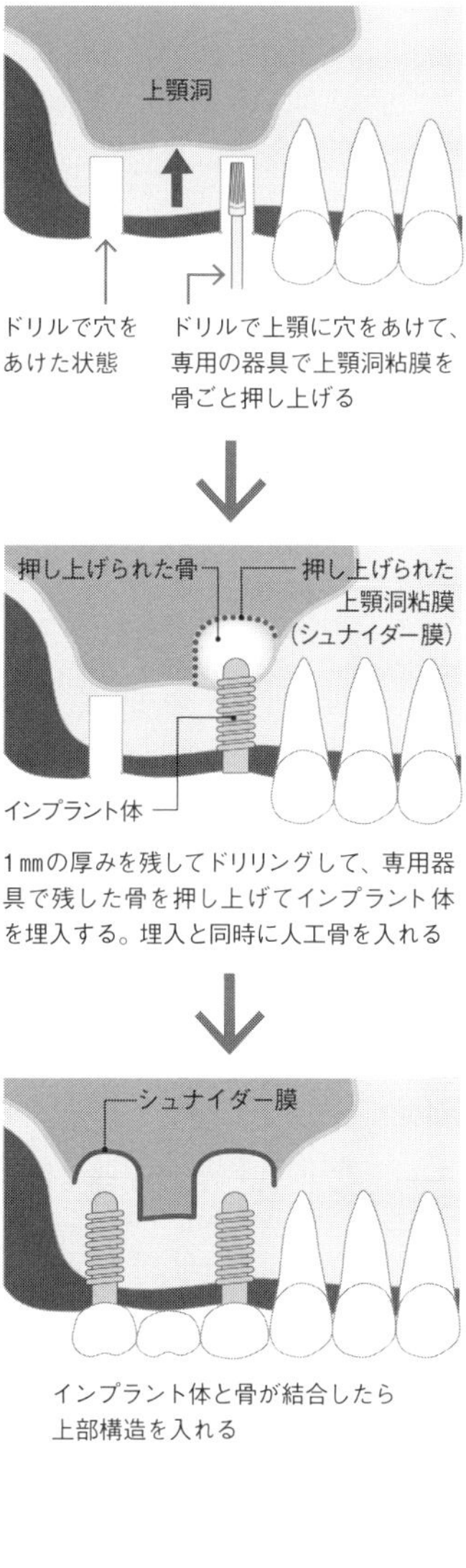

ドリルで穴をあけた状態
ドリルで上顎に穴をあけて、専用の器具で上顎洞粘膜を骨ごと押し上げる
1㎜の厚みを残してドリリングして、専用器具で残した骨を押し上げてインプラント体を埋入する。埋入と同時に人工骨を入れる

インプラント体と骨が結合したら上部構造を入れる

図26　サイナスリフト

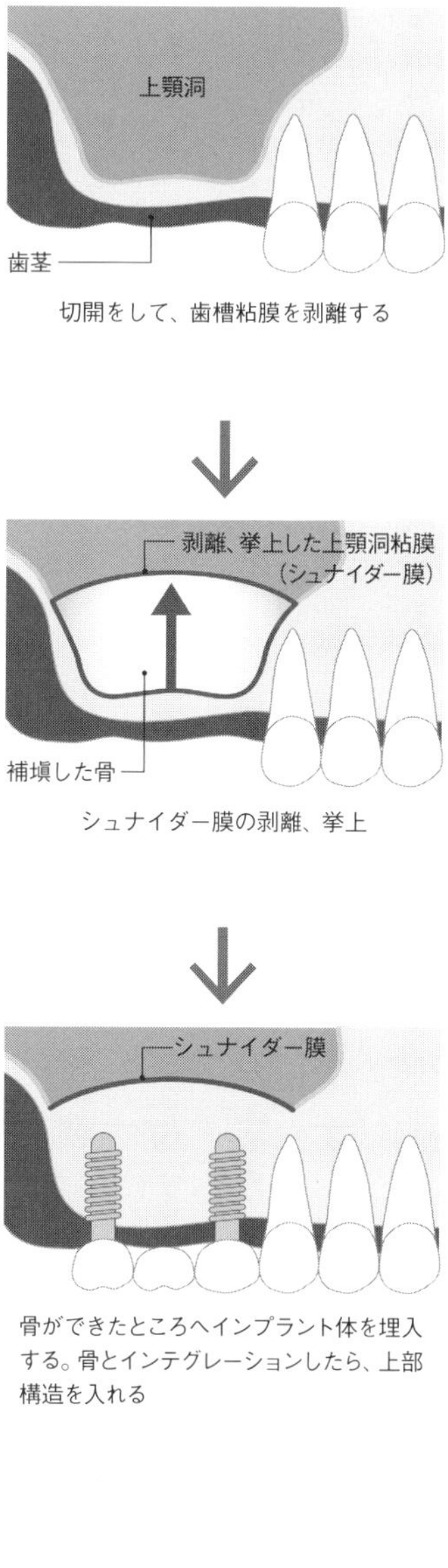

切開をして、歯槽粘膜を剥離する

シュナイダー膜の剥離、挙上

骨ができたところへインプラント体を埋入する。骨とインテグレーションしたら、上部構造を入れる

具で押し上げ、骨の隙間に補填用の骨移植材や自家骨を入れます。
そのままインプラントを埋入する場合、骨が再生したらインプラントを埋入する場合があります。

◆インプラントを埋入する部位の骨の幅が足りない場合の処置

インプラント治療に必要な骨の幅が足りない場合には、骨移植材を補填して再生を促す骨造成（GBR法、スプリットクレスト法）、ブロック状の骨を移植する骨移植（ボーンクラフト法）などの技術があり、もっとも適した方法が選ばれます。いずれも骨の再生に通常数カ月が必要です。

❶GBR（骨誘導再生）法

インプラントを埋入する部分に骨移植材を入れ、メンブレン（骨誘導膜）で覆います。骨がしっかり再生したらメンブレンを除去（除去不要なものもあります）してインプラントを埋入し、数カ月後、上部構造を装着します。

インプラント埋入時にインプラント体が露出する部位にも適用されます。

❷スプリットクレスト法

図28　あごの骨と歯茎

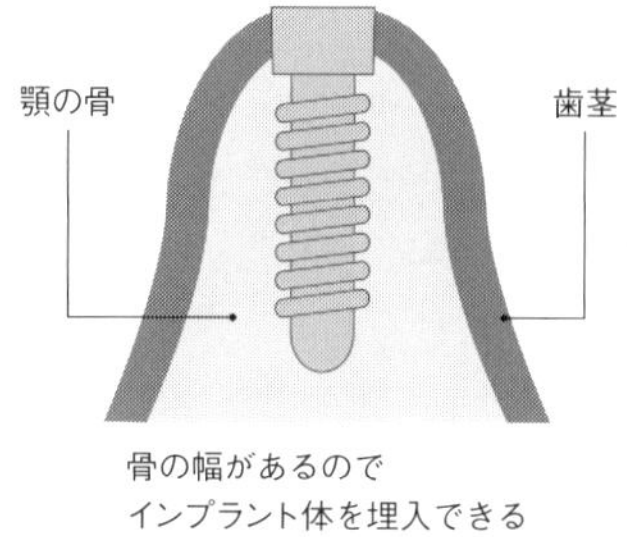
顎の骨
歯茎
骨の幅があるので
インプラント体を埋入できる

図29　GBR（骨誘導再生）法

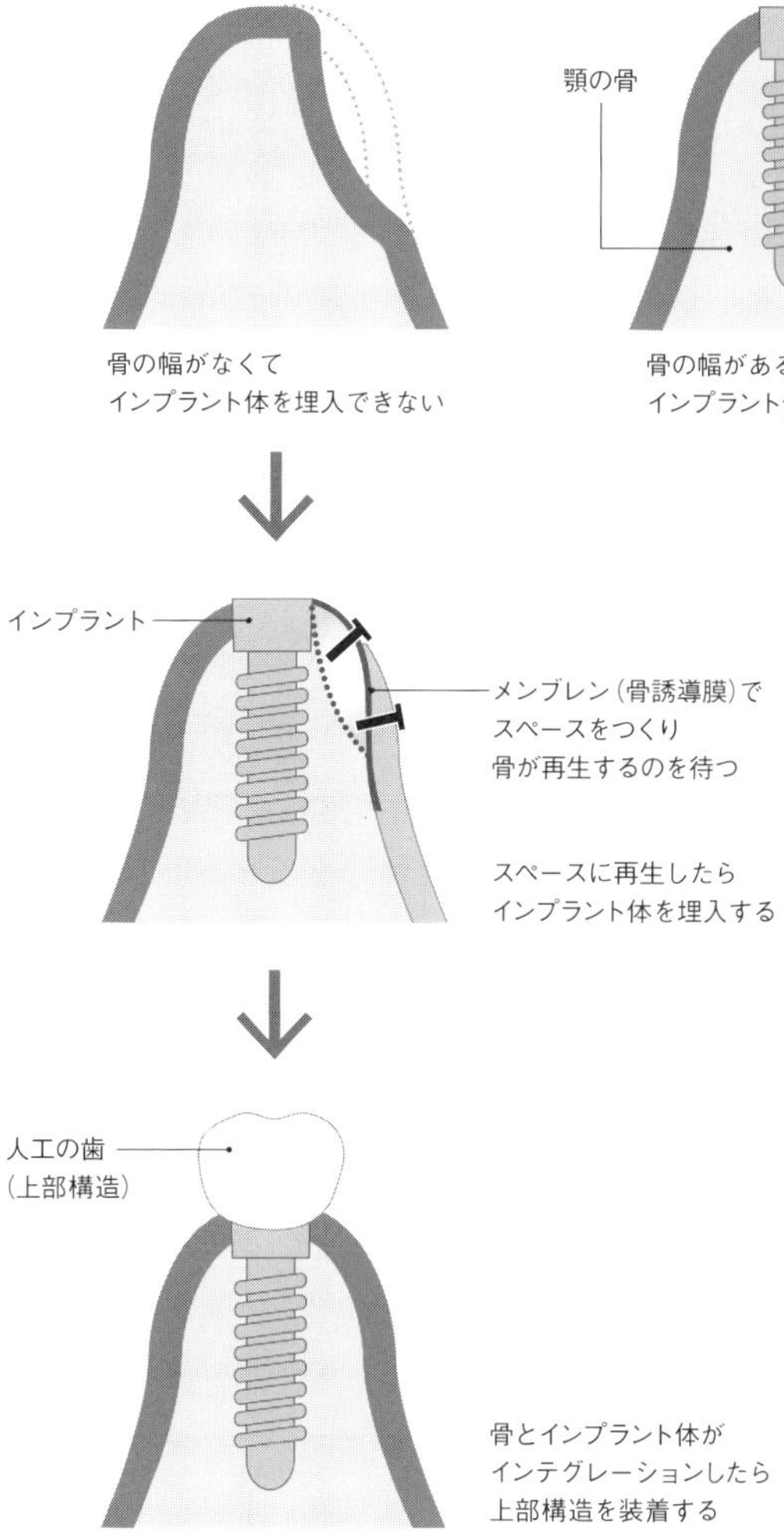
骨の幅がなくて
インプラント体を埋入できない
インプラント
メンブレン（骨誘導膜）で
スペースをつくり
骨が再生するのを待つ
スペースに再生したら
インプラント体を埋入する
人工の歯
（上部構造）
骨とインプラント体が
インテグレーションしたら
上部構造を装着する

図31　ボーンクラフト法

図30　スプリットクレスト法

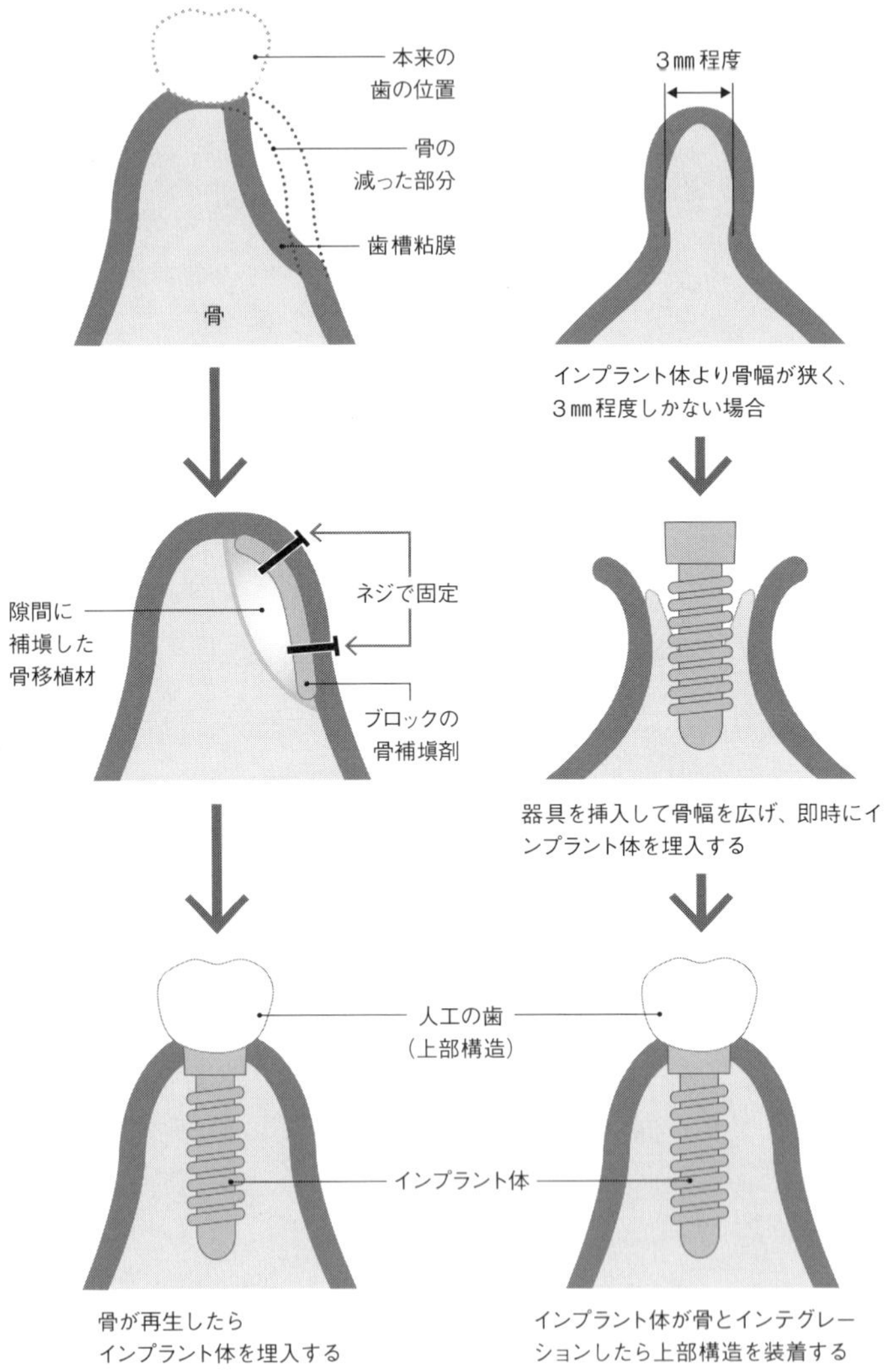
本来の
歯の位置
骨の
減った部分
歯槽粘膜
骨
隙間に
補塡した
骨移植材
ネジで固定
ブロックの
骨補塡剤
人工の歯
（上部構造）
インプラント体
骨が再生したら
インプラント体を埋入する
3㎜程度
インプラント体より骨幅が狭く、
3㎜程度しかない場合
器具を挿入して骨幅を広げ、即時にインプラント体を埋入する
インプラント体が骨とインテグレーションしたら上部構造を装着する

骨に溝を入れて器具を挿入し、骨を広げ、インプラントを埋入する方法です。インプラントと骨の隙間には骨移植材を詰めて、しっかり骨が再生するのを待ちます。

❸ボーングラフト法

骨の吸収が大きく、GBRでの対応が難しい場合に、腸骨などから採取したブロック状の自家骨を移植する方法です。移植骨はネジで固定し、隙間に骨移植材を詰めます。ネジは骨の再生後に外してインプラントを埋入します。

トピック

インプラントと入れ歯のコンビネーション、インプラントオーバーデンチャー

●インプラントオーバーデンチャー

インプラントオーバーデンチャーは、まず通常のインプラント手術と同様にインプラントを埋入し、インプラントにボールタイプ、バータイプか磁石タイプのアタッチメントなどを取りつけて、入れ歯を維持させます。顎の骨の中にインプラントがあり、噛んだ時の力がインプラントを通じて骨に伝わるので、天然歯に近い噛み応えを実感できます。

●オールオンフォー（オールオンシックス）

総入れ歯の場合でも、4本、または6本のインプラントで総入れ歯をネジで固定する

図32　インプラントオーバーデンチャー

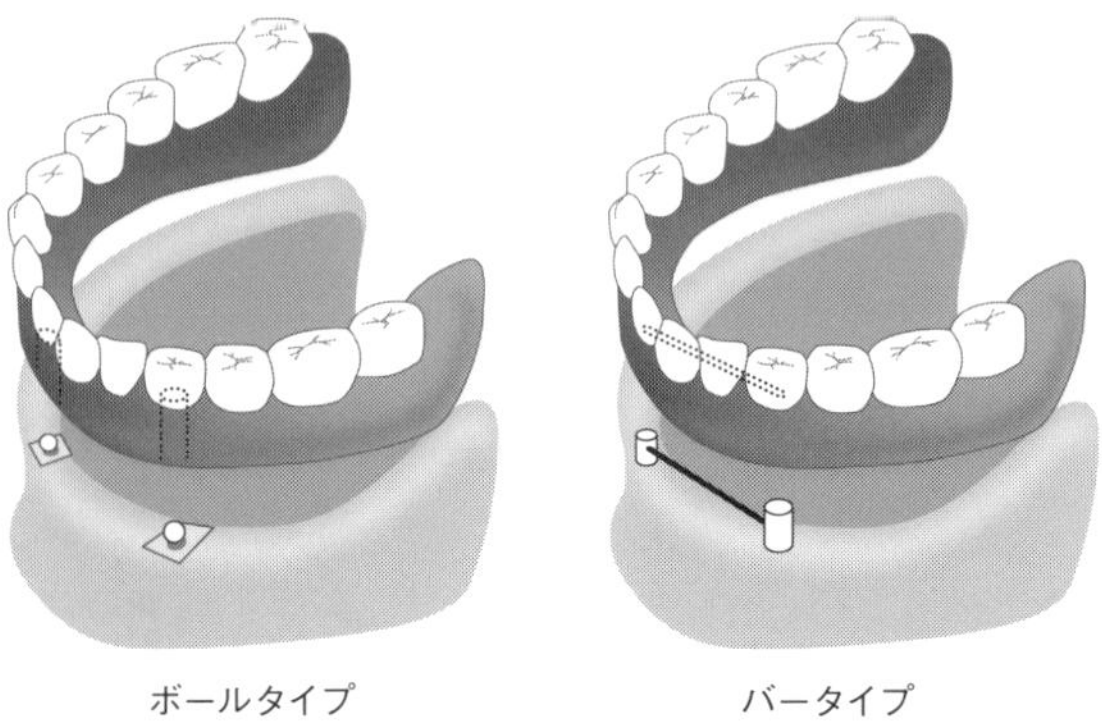

図33　オールオンフォー（オールオンシックス）

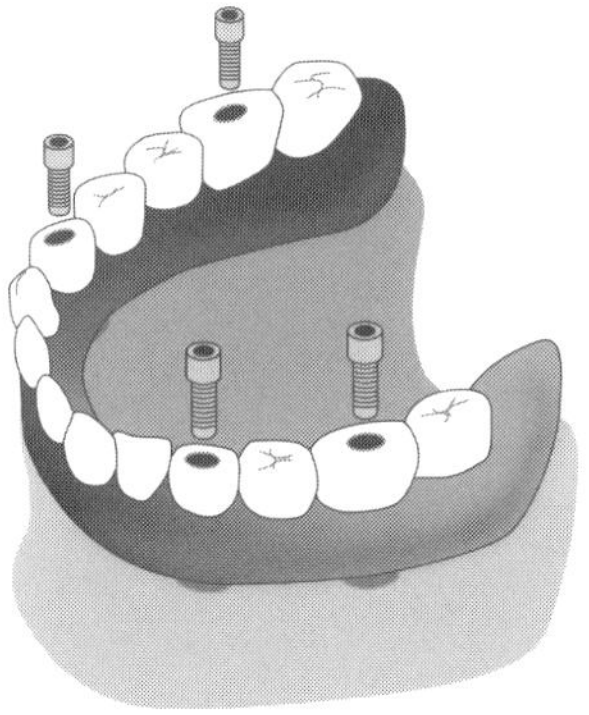

人工歯はぐらつくことがないよう、ネジでしっかりと固定

総入れ歯を４本のインプラントで固定

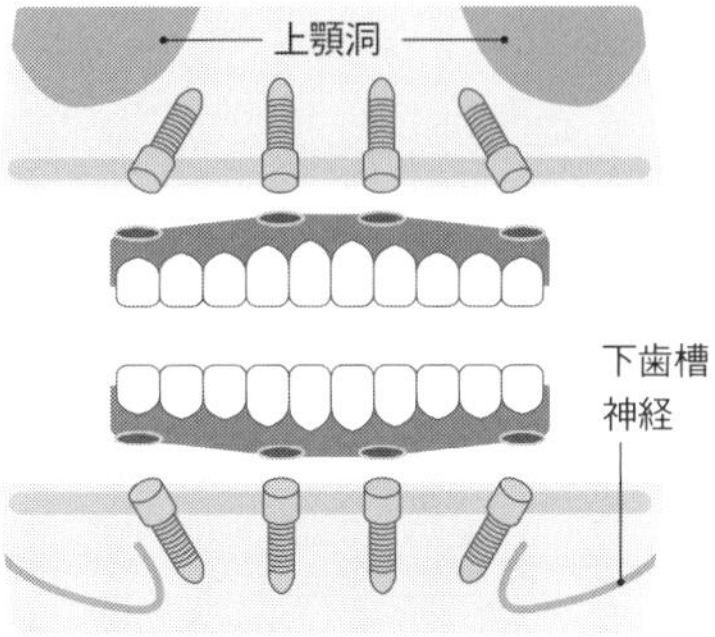

上顎洞や下顎の神経を避け、奥歯のインプラントは斜めに角度をつけて埋入

オールオンフォー（オールオンシックス）という方法があります。この方法なら少ない本数のインプラントの埋入ですみ、外科的侵襲や、患者さんの身体的負担を少なくすることができます。そのうえ治療費を抑えることができます。ですからインプラントと入れ歯、双方の利点を合体させた治療法といえるでしょう。

上顎洞や下顎の神経を避け、奥歯のインプラントは斜めに角度をつけて埋入します。総入れ歯はぐらつくことがないよう、ネジでしっかりと固定されます。

●マグネットデンチャー（磁性アタッチメント義歯）のしくみ

インプラント上部のキーパー（磁性金属）

図34　マグネットデンチャー（磁性アタッチメント義歯）

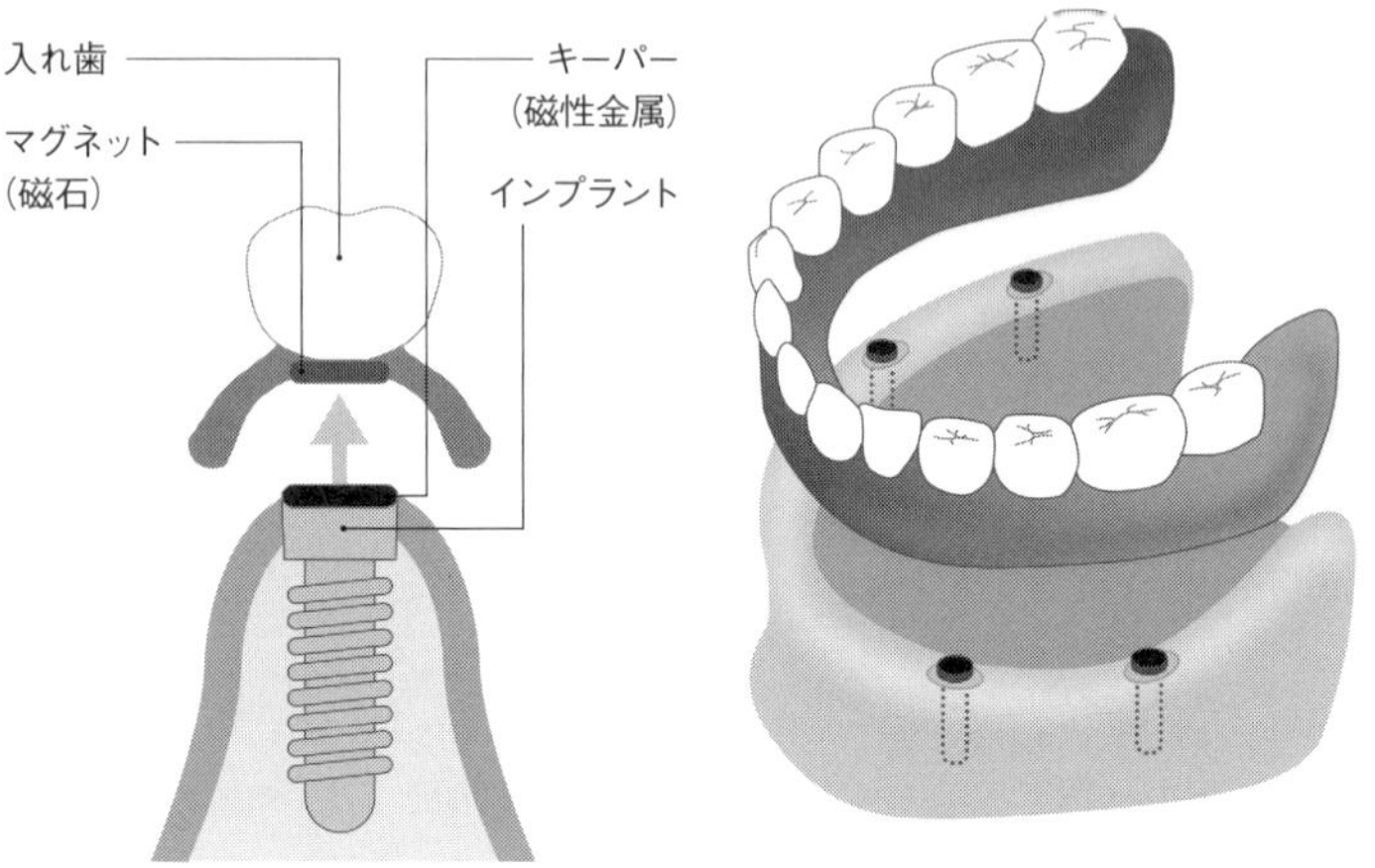

と入れ歯側のマグネットの磁力、および入れ歯の吸着力で、動きをフレキシブルに許容しながらインプラント体にしっかりと維持させます。それによってインプラントにかかる力をうまくコントロールして、インプラント体にやさしく、落ちない入れ歯を実現します。

コラム

歯は、ひとつの臓器です

第1章で、当院では院内ラボ（技工室）で入れ歯を作っていることを述べましたが、詰め物や被せ物などの補綴物も同様です。歯科治療の最終目的は、正しい咬み合わせを再構築することです。ほとんどの歯科医院では、外部の技工所へ作製を依頼して、補綴物を患者さんに提供していますが、外部に依頼したものでは、一人ひとりの口腔内の環境、歯の形、咬み合わせ、顎の動きといった微妙なところを再現することはできません。ですから私は、当院を開業する時、まず私をサポートしてくれる技工士さんを採用しました。

私は、歯も臓器のひとつだと思っています。自然界の動物を見ると、歯を失ってしまうと食べ物を摂取することができず、生きていくことはできません。それほど歯は大切であり、歯を失っても生きていけるのは「人間」だけです。

補綴物は人工臓器です。それを外注してしまったら、人工臓器としての補綴物に対することだわりやテクニック、ノウハウなどを十分に注ぎ込むことができないのです。

つまり技工士が患者さんと直接会い、お話しをし、一人ひとりのお顔を見て、お口の状態を正確に知り、その人だけに合う補綴物を丁寧に院内ラボで作ること、というのが当院の基本です。

母親の手料理と学校給食のセンター方式の給食との味の違い、といえばわかりやすいでしょうか。しっかりと噛んで、食べることができる、正しく機能する補綴物を作ることは、それほど難しいのです。

第4章

より自然で美しい歯を目指す歯科医療

機能的な、より美しい口元をつくる

本章で説明するのは、歯科の保険適用範囲では治療ができない、すべて自由診療の歯科治療のお話になります。

保険適用の歯科治療は、治療法や、使用する材料に制限が設けられていますが、より機能的、より自然で美しい歯を目指したいという患者さんのご要望がある場合には、自由診療で受けられるさまざまな選択肢があります。ここでは「審美治療」として、歯を白くするホワイトニング、歯並びをよくする矯正治療、審美性の高い素材を使った審美補綴《ほてつ》を紹介します。

患者さんのお口の状態は一人ひとり異なります。審美治療は、患者さんのご要望に沿って、健康で美しい口元にするための治療を行っていきますが、たとえば歯の色を白くするだけでよい、八重歯1本だけ、他と揃う位置に動かせばよい、というわけにはいかない場合も多いのです。白くても歯並びが悪かったり、きちんと並んでいるように見えても咬み合わせが狂っていたりすれば、口は健康な状態とはいえず、つまり本当の意味で調和のとれた美しい口元ではありません。

白く美しい歯と、調和のとれた歯並びのための審美治療

◆歯と心身の健康

歯科医院に審美治療を希望して来院する方が、年々増えてきています。輝く白い歯は、人の笑顔をより美しく見せてくれます。

歯並びが悪いことや歯の色が汚い、銀歯があることなどを気にして、歯を見せて笑うことができない、話すことができない、といった悩みを持つ方は、意外に多いものなのです。歯の色や形の悪さを他人から指摘され、それがもとで引っ込み思案な性格になってしまい、周囲とうまくつきあっていくことができなくなる――現実にあることで、これはとても悲しいことです。

歯科医院では、矯正治療や歯を白くするホワイトニング、金属を使わない自然な色のオールセラミックスなどで美しい口元をつくり、その人のもつ健康な笑顔を取り戻すお手伝いができます。自信を持って自然に笑えるということは、心身ともに明るく、健やかな暮ら

しを送るために、審美歯科は大切な治療のひとつです。

◆口腔内全体の調和を考える「インターディシプリナリーデンティストリー」

インターディシプリナリーデンティストリー（Interdisciplinary dentistry）とは、「(学際的)包括的な歯科治療」のことをいいます。

患者さんのお口の状態を詳しく診断し、インプラント・歯並び・歯周病、補綴物・顎関節症など、歯科の最新治療技術を包括的にとらえて、調和のとれた美しい口元を実現する、これがインターディシプリナリーデンティストリーです。

複雑なケースについては、各分野の最新治療技術を組み合わせて、包括的にとらえて治療を行う必要があります。治療を組み合わせていくためには、豊富な知識と高い技術が求められます。当院では、チーム医療でこうした包括的歯科治療を実践し、さまざまな症例に広く対応できる体制を整えています。

審美治療の種類と最新技術

1 歯を削らずに白く健康的な色にするホワイトニング

汚れや黄ばみのない白い歯は、人に好印象を与えます。

歯の色は、服用した薬の影響や飲食物による着色、喫煙、加齢など、日常生活の中で本来持っていた白さが次第に失われ、黄ばんだり変色したりしてしまいます。

対処法として歯の表面を削り、補綴物を装着する方法もありますが、できれば、削らずに白くしたいもの。そのためには、歯科医院で行うホワイトニングが効果的です。

◆表面の着色汚れや歯石を落とすＰＭＴＣ

ホワイトニングの前に、まずはプロである歯科衛生士（デンタルハイジニスト）による歯のクリーニング、ＰＭＴＣ（professional mechanical tooth cleaning）について説明します。

歯のクリーニングといっても、日常自宅で行う歯磨きとは違います。ＰＭＴＣとは、歯科衛生士が専門器具や薬剤を使って、十分な時間をかけてさらに歯の表面を滑沢にしてきれいにすることをいいます。歯周ポケットの奥まで徹底的に歯垢・歯石を除去し、歯磨きだけでは落とせない汚れや黄ばみ、食べ物や煙草などの着色も丁寧に取り除いて、フッ素塗布を行います。歯周病の予防にもなりますので、年に数回程度、このＰＭＴＣを受けることをおすすめします。

◆ホワイトニングは薬剤を使って歯の中から白くする

１９８９年アメリカで実用化されたホワイトニングは、歯の表面に付着した色素（ステイン）を落とすだけでなく、過酸化水素や過酸化尿素を含む薬品を歯に塗布することで、歯の中にある色素を分解して歯の明るさを上げて歯自体を白くしていきます。それまでは歯を削ってセラミックを被せることでしか白くすることができなかったのが、歯を傷つけたりすることなく、白い歯にすることができるようになりました。

以前はブリーチングと呼んでいましたが、ブリーチというと強力な薬品を使って髪の毛や衣類を漂白することを連想させることからホワイトニングという言葉が使用されるよう

図35　白くなる仕組み

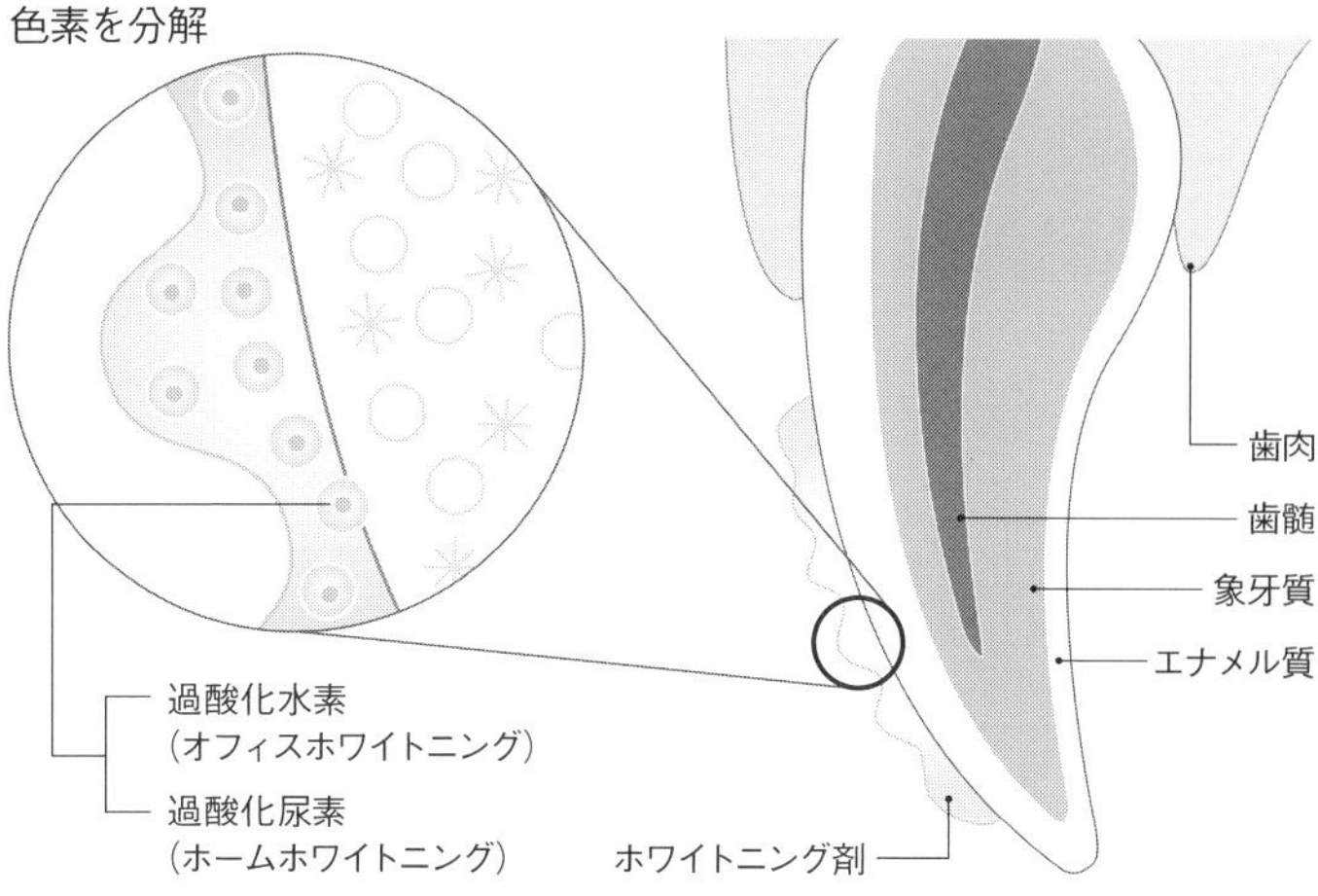

になり、現在ではこれが定着しています。

◆なぜ歯が白くなるのか

ホワイトニングに使用する過酸化水素や過酸化尿素は、分解するときに水酸基ラジカル（フリーラジカル、活性酸素の一種）を発生し、このフリーラジカルが、歯の着色の原因である有機質を分解します。これによって歯の透明度（明度）が上がり、白い歯になります。歯の透明度を上げて白くするため、かなり白くしても、自然な感じです。

ホワイトニング剤は歯を溶かすことなく、色が変わるだけですから、歯を傷つけることはありません。オフィスホワイトニングでは過酸化水素を使用し、この反応を促進させるために、光源としてLED、ハロゲン、レーザー、プラズマなどを照射します。

過酸化水素は、消毒剤としても一般的に使用されており、食品添加物にも使用されています。またホームホワイトニングで使用される過酸化尿素は、歯茎の治療薬としても使用されていますので、人体への安全性は確認されています。

◆ホワイトニングの種類

ホワイトニングには、歯科医院で行うオフィスホワイトニングと、自宅で行うホームホワイトニングがあります。さらに両方を組み合わせたデュアルホワイトニングで治療を行うこともあります。

●オフィスホワイトニング

オフィスホワイトニングは歯の表面の汚れを落とした後、ホワイトニング剤（過酸化水素や過酸化尿素）を歯の表面に塗ります。これに光を当ててこのホワイトニング剤を活性化させ、歯の中にある色素を分解していきます。痛みはなく、1回の治療時間は1時間程度。通常数回の通院治療が必要です。オフィスホワイトニングでは濃度の高い薬剤を使用するので効果の現れるのが早く、1度の来院でも白くなったことが実感できます。

図36　ホワイトニングの器具

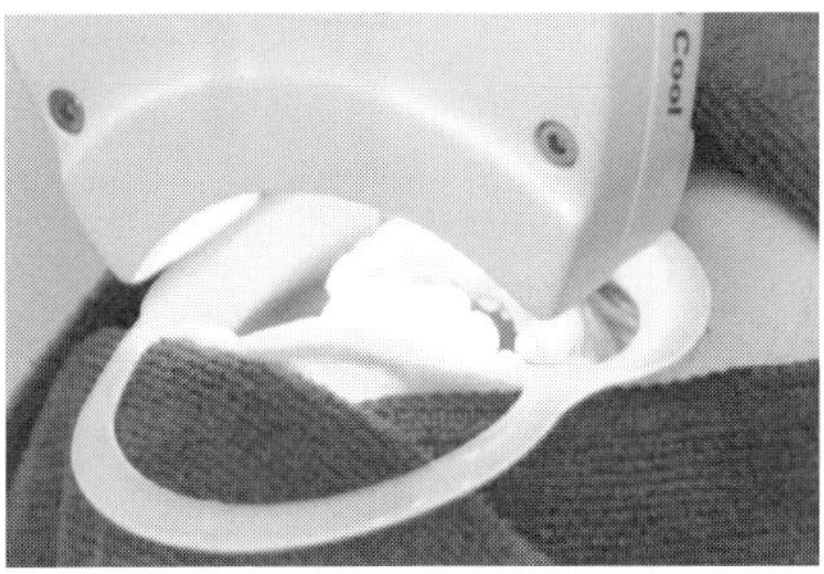

white-coolシステムによる
痛みのない、しみない治療

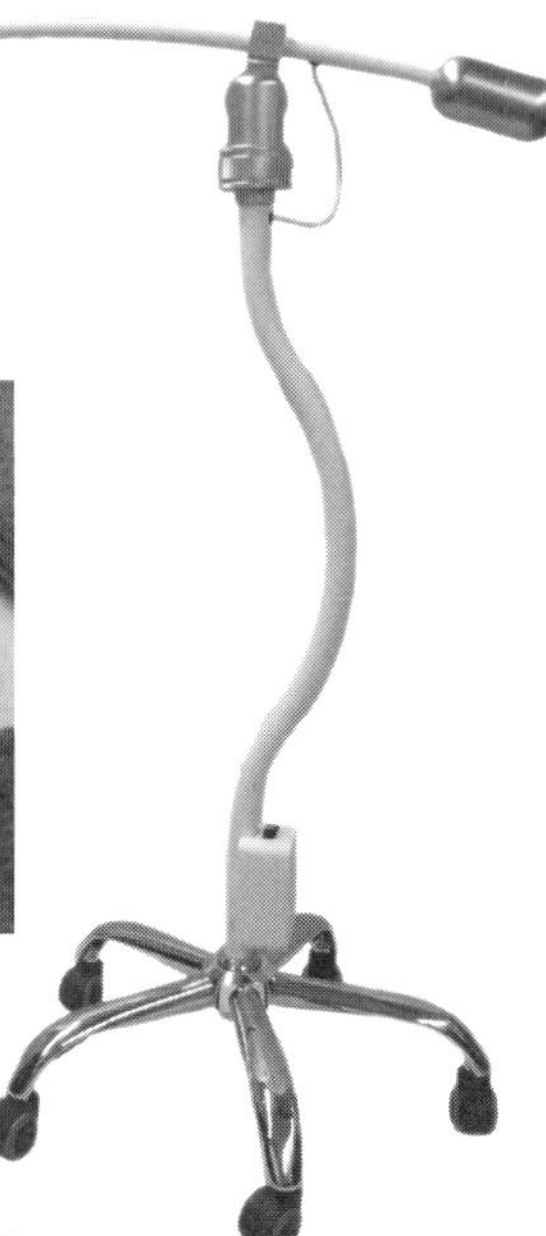

white-cool
ホワイトニング用LEDライト

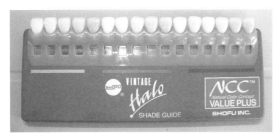

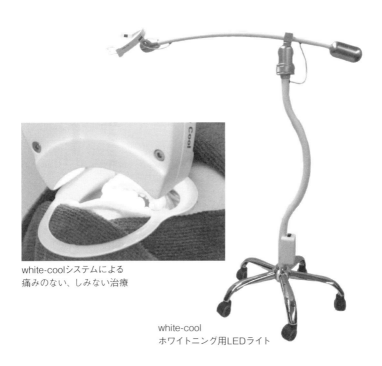

シェードガイド。ホワイトニングで4段階ほど白くできる

当院のオフィスホワイトニングでは、薬剤の反応を促進するために紫外線をカットしてハロゲンライトを当て、1回の施術でカラーガイド2～3段階前後白くなるビヨンドシステムと、LEDライトを使用し、熱の出ないホワイトクールを使用しています。

●ホームホワイトニング

歯の型を取って専用のマウスピース（カスタムトレー）を作り、その中にホームホワイトニング剤（過酸化尿素、低濃度の過酸化水素）を入れて歯に装着します。ホワイトニング剤の濃度によって日中に使用したり、夜、寝ている間に使用したりする場合もあります。まず歯科医院でカスタムトレーを作成してもらったうえで指導を受ければ、その後は歯科医院に行かなくてもすみ、自分で好きなときにホワイトニングできるという手軽さがありますが、安全のためホワイトニング剤の濃度は低く設定されており、効果が出るまでに時間がかかりますが、白さは比較的長期間維持できます。

コラム

神経のない歯を白くする──ウォーキングブリーチ

神経がない歯を白くする場合に行う方法でかなり古く、1963年にウォーキングブリーチとして確立された方法です。それ以前は、歯髄を取り去ってしまった歯を白くする方法はありませんでした。

神経の穴の中にホワイトニング剤を注入し仮詰めして帰宅してもらいます。椅子に座ってホワイトニングしてもらうのではなく、ホワイトニング剤を中に入れたまま歩きながら歯を白くするためこの名前がつきました。近年では、こうした方法はほとんどされなくなっています。

オフィスホワイトニングで使用している薬剤の濃度は、ホームホワイトニングの数倍あります。ホームホワイトニングの効果は、オフィスホワイトニングに比べるとかなりゆっくりですから、早く歯を自然な白さにしたいという方にはオフィスホワイトニングをおすすめします。

2 美しい口元をつくる矯正治療

芸能人の歯並び、口元に関するうわさは世に絶えないようです。「芸能人は歯が命」というコマーシャルが流行したのはかなり昔の話ですが、芸能人に限らず、一流のスポーツ選手や世界的に活躍する人が、一種のグローバルスタンダードとして歯並びの矯正や、笑顔の美しさに気を配るのは、すでに常識のようになっています。

しかし歯並びを整える必要性は、こうした美しい口元をつくり出すことにとどまりません。歯並びが良くないと、「大きく口をあけて笑えない、笑顔をつくれない」だけでなく、歯磨きがうまくできずに汚れが残って、虫歯や歯周病のリスクが高まります。

また歯の上下の咬み合わせがずれてしまうので、食べ物をきちんと咀嚼できずに胃腸への負担が増し、顎にかかる力のバランスが崩れて顎関節症などの顎のトラブルを引き起こす要因にもなります。顎関節の歪みは、重い頭部全体を支える首（頸椎）の歪みにつながり、さらに全身の骨格バランスにも影響を与えてしまいます。

歯並びが整っていないと、咬み合わせが悪くなり、その結果姿勢が悪くなったり、偏頭痛、首や肩のこり、腰の痛み、手足のしびれ等のような、さまざまな体調不良につながっていくことがあります。歯の矯正治療は審美的な効果だけでなく、全身の健康のためにも大切な治療です。

◆矯正が必要になる主な歯列不正

・上顎前突《じょうがくぜんとつ》…上の歯が前に過剰に出て、上下の歯がきちんと重ならない、出っ歯といわれる状態です。
・下顎前突《かがくぜんとつ》…反対咬合ともいいます。下の歯が上の歯の前に出る状態。いわゆる受け口です。
・上下顎前突《じょうげがくぜんとつ》…上下の歯が両方ともに前に出ている状態です。
・叢生《そうせい》…乱杭歯《らんぐいば》ともいいます。歯列からはみだしたり重なっている歯がある状態です。八重歯も叢生のひとつです。
・開咬《かいこう》…奥歯で噛んだときでも前歯が咬み合わず、常に隙間がある状態です。
・過蓋咬合《かがいこうごう》…噛んだとき上の歯が深く咬み込んで、下の歯が正面からほとんど見えない状態です。
・正中《せいちゅう》離《り》開《かい》…上顎の前歯の間に隙間がある、いわゆるすきっ歯です。

このほかにもさまざまな状態の歯列不正があります。生涯使う歯ですから、体全体の健

図37　主な歯列不正

下顎前突

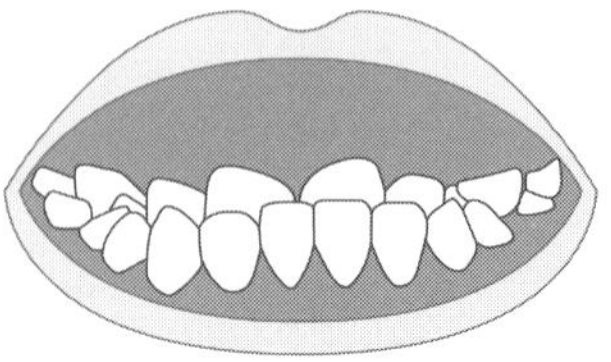

2歯以上の反対咬合

上顎前突

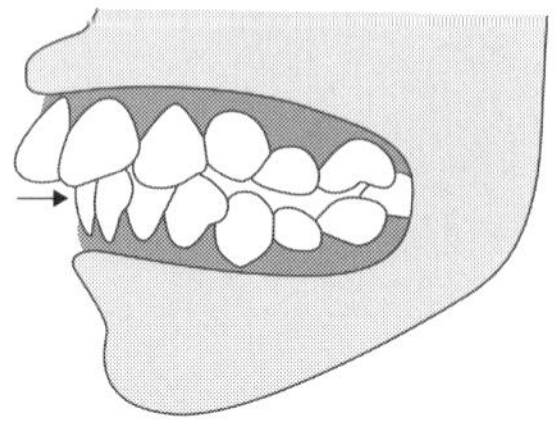

オーバージェットが7〜8㎜以上

叢生

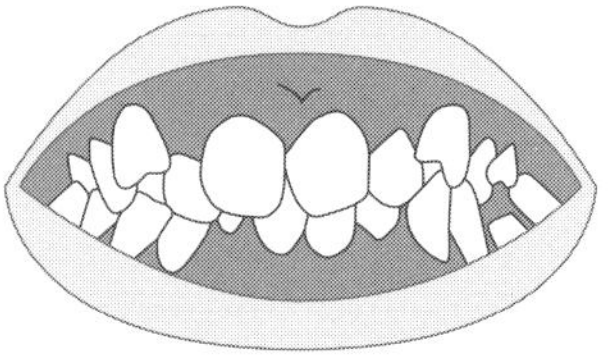

隣接歯がお互いの歯冠幅径の
1/4以上重なり合っているもの

正中離開

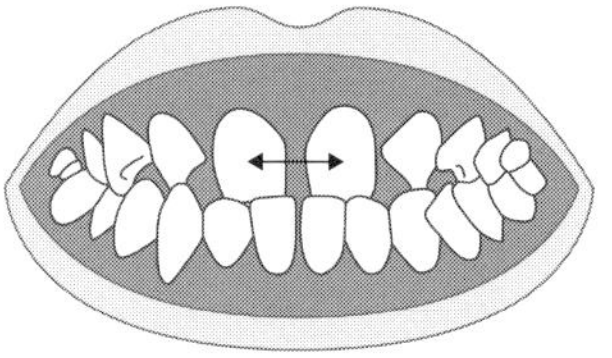

上顎中切歯間の空隙が6㎜以上

開咬

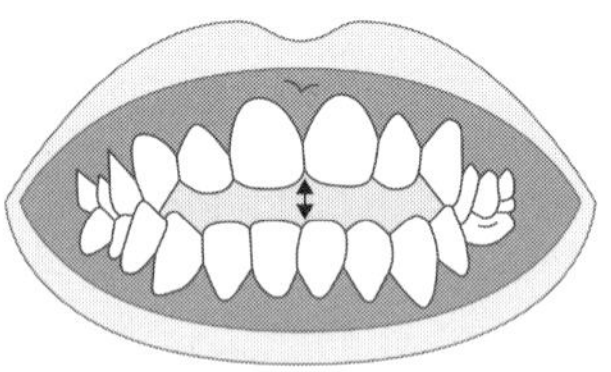

上下顎前切縁間の垂直的空隙
が6㎜以上。ただし、萌出が歯
冠長の1/3以下のものは除外

その他

これら以外の不正咬合で特に著
しい異常が認められるもの（過
蓋咬合、交叉咬合、鋏状咬合、
反対咬合、一歯のみの著しい異
常など）

『学校歯科医の活動指針〈改訂版〉』（日本学校歯科医科会）より引用

康を保つためにも、正しい歯並びをつくることが大切です。

◆矯正治療の種類

矯正治療は時間がかかります。1、2本の歯を移動するMTM（部分矯正）は1年くらいですが、一般的にフルマウス（全顎）の場合は2〜3年、またはそれ以上かかるケースもあります。その間、歯に一定の力をかけ続けて、少しずつ正しい位置に動かしていきます。そのためにはブラケットを歯に接着し、ワイヤーを装着し続けなければなりません。また、歯を移動させるためには、定期的にワイヤーを入れ換えたり調整したりする必要があります。さらに矯正治療をしていると、うまく歯を磨くことができなかったり、部分的に磨けないところが出たりして、虫歯や歯周病になりやすいので、定期的にメンテナンスをすることが大切です。

矯正装置は、マウスピースや床装置などさまざまな形式が考案されていますが、今日ではブラケットとステンレスワイヤーを使ったシンプルな形状で、見栄えがよくなり、治療方法の選択肢も増えてきました。歯科医院では、頭部X線規格写真（セファログラム）を撮り、一人ひとりの患者さんの歯や咬み合せの状態を検査・診断して、最もふさわしい治療法を選びます。症状によっては希望される矯正装置が使えないこともありますので、事前によく歯科医師とご相談してください。

歯の矯正治療はアメリカで生まれました。１９２０年代末、Dr.アングルが考案したエッジワイズ法が基礎となり、その後ツイード法や、さらに発展してストレートワイヤーでコントロールするアレキサンダー法が考案されています。

●アレキサンダーディシプリン法・頬側矯正

歯列矯正の臨床家として世界から評価されているアメリカのアレキサンダー氏が考案した方法です。

ブラケットにアンギュレーションをつけ、強いトルクで、複雑なワイヤー形状のものから、ストレートでも持続的に小さな力をかけて、歯を移動させていく方法ですが、その登場には形状記憶合金が不可欠でした。

従来はワイヤーを曲げていましたが、形状記憶合金であるニッケル・チタンワイヤーを使うことで、ストレートでも弾力があるので歯にやさしく、見た目のよい、患者さんへの負担が少なく、満足を得られる矯正治療ができるようになりました。

矯正治療には患者さんにアプライアンス（装置）をセットして、歯の動きを常にコント

図38　アレキサンダーディシプリン法・頬側矯正

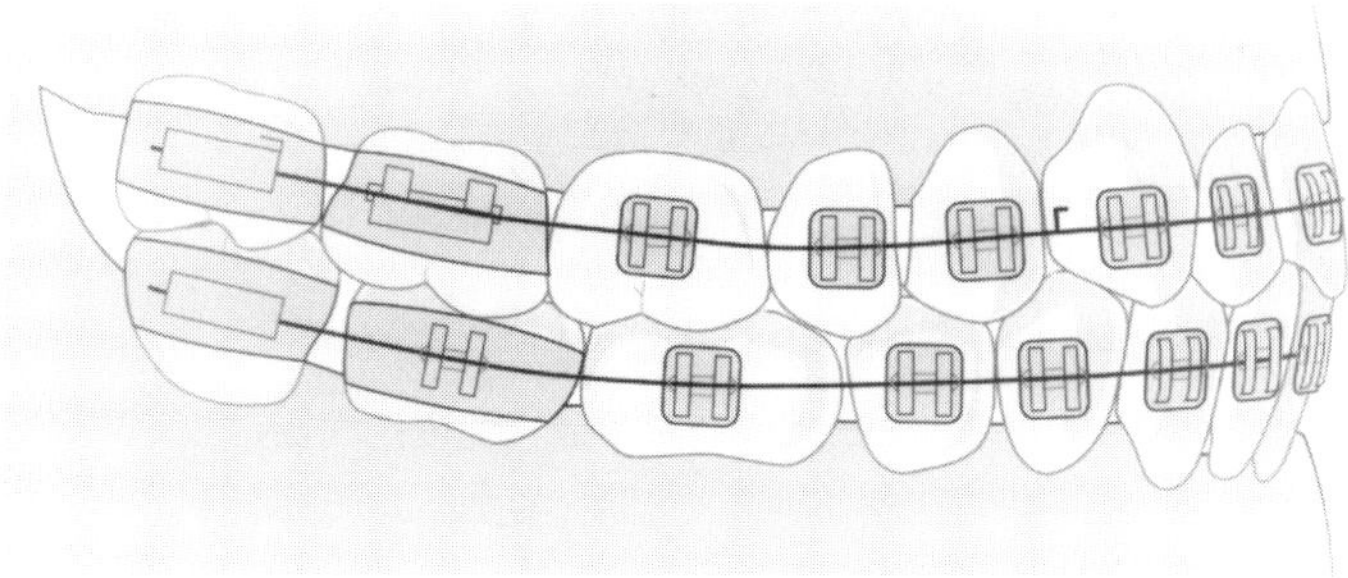

ロールします。歯や顎を最初の位置から歯にダメージを与えることなく移動させることで目標を達成します。その方法・考え方をディシプリン（学問・訓練）したものです。当院でもこの矯正方法を基本としています。

　歯の表側にブラケットを接着して、そこへニッケル・チタン製のアーチ形ストレートワイヤーを結紮《けっさつ》し、歯を3次元的に移動させます。近年はセラミックブラケットや、透明感のある素材でできたクリアブラケット、プラスチックのカラーブラケット、さらにゴールドや透明など、歯茎にもなじみやすい色の目立たないワイヤーも登場しています。

●リンガル法・舌側矯正

　歯の内側にブラケットを接着し、アプライアンスを舌面形状に合わせて作り、歯を移動させる方法で

図39　リンガル法・舌側矯正

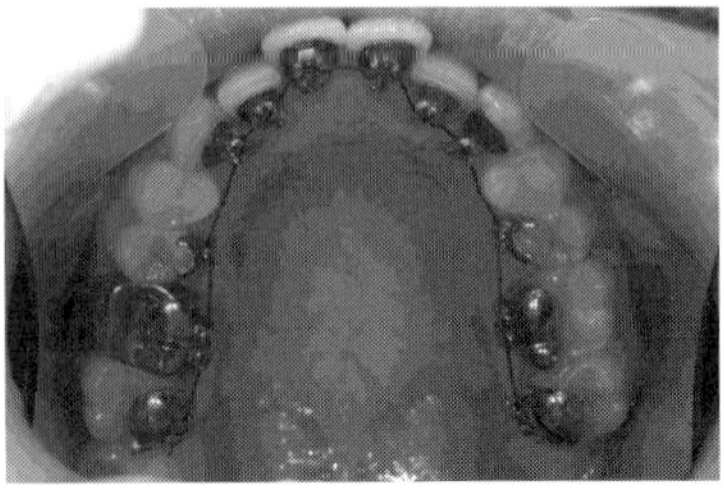

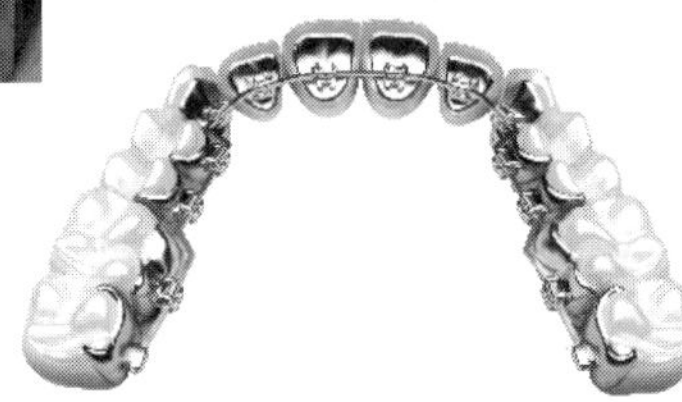

す。正面からみて装置が見えないのが利点ですが、舌に触れる側に装置があるため、違和感を感じたり、しゃべりにくいと感じる人もいるようです。こうした不具合を軽減するため、近年はＣＡＤ／ＣＡＭを使ったオーダーメイドの、舌に違和感の少ない矯正装置もできました。

●インビザラインシステム

取り外しのできる透明のマウスピースを使用する方法です。装置が取り外し式で、ブラケットやワイヤーも装着しないので、ほとんど目立ちません。比較的簡単な症例の場合に適用できます。

●コルチコトミー（外科的矯正）

歯を支える歯槽骨の表面にある硬い皮質骨

図40　マウスピースを用いて矯正を行う
インビザラインシステム

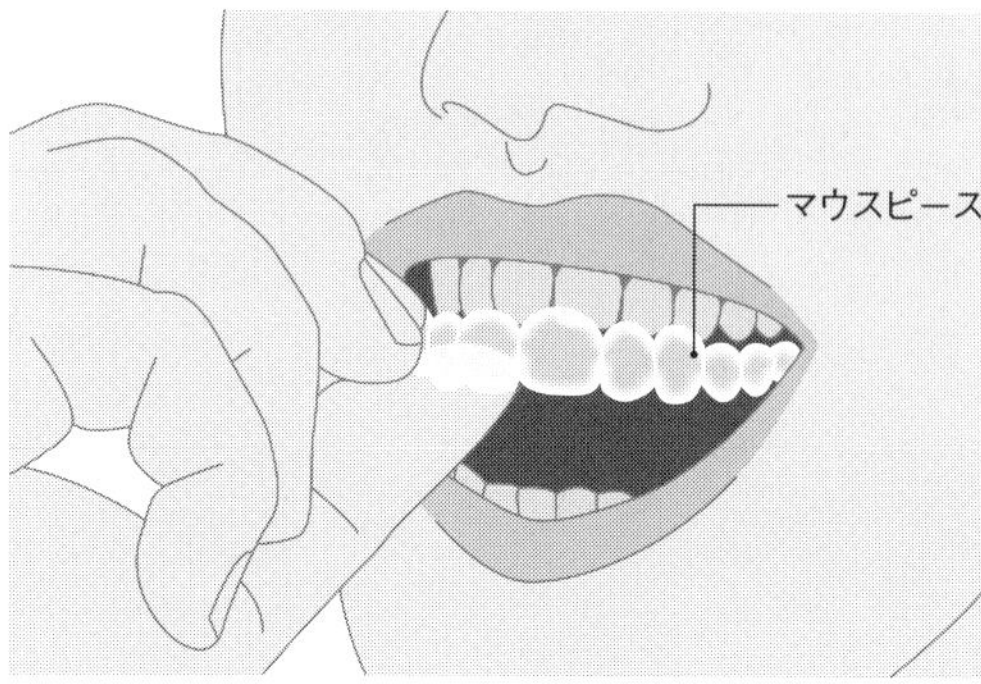

を取り除いて、歯を移動させやすくする方法です。治療期間が約半分になるので、スピード矯正と呼ばれることもあります。

●被せ物で歯並びを美しくする

被せ物を使って歯並びを整える矯正です。補綴矯正ともいい、オールセラミック、ラミネートベニアやe.maxなどの金属を使わない人工の被せ物（補綴物）を使用します。数週間程度という短期間で歯並びを良くすることができます。矯正の名はついていますが、実際に歯を動かすわけではありません。場合によっては歯を削ったり、歯の神経を取るなどの処置が必要ですが、歯並びが後戻りすることもなく、セラミックスを使用するので自由に歯の色や形を再現することができます。

トピック

お口の中をハーモニーとシンメトリーのとれた空間にする

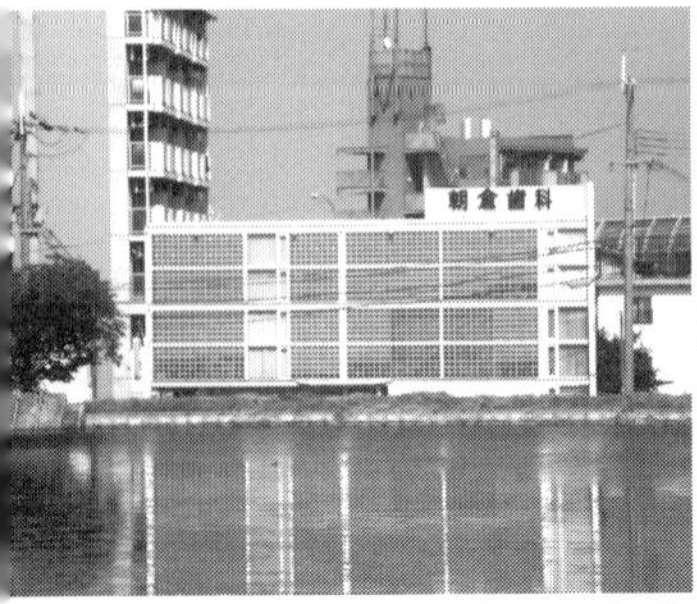

▲朝倉歯科医院（春日丘本院）

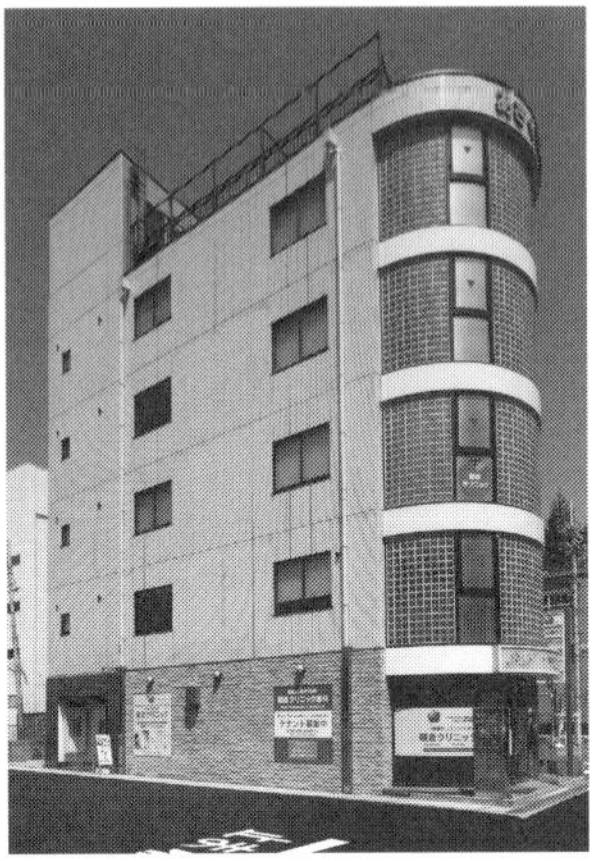
（医）あさくら会朝倉クリニック歯科（駅前分院）▶

現在の当院の建物は、建築家の安藤忠雄さんに傾倒する、芦屋にある旧知の西田建築事務所にお願いしたものです。

私の茨木の自宅近くに安藤さんの設計した光の教会がありますが、「自然と建造物との調和」を大切にするものづくりの姿勢が私は大好きです。安藤さんは、予算に限りがあっても、自分の利益を減らし、自分が納得いく建造物と空間をつくりこんでいかれます。歯科医師も日頃からこだわりがないと最良の診療ができないと思っている私は、安藤さんを尊敬しています。

当院の建物のテーマは、ハーモニー（調和）とシンメトリー（対称性）でした。口元も同様ではないでしょうか。人間も自然の一部であり、ハーモニーとシンメトリーが大切です。調和のとれたバランスのよい身体であってこそ、健康でいられるのです。

歯科治療においても、口腔内という過酷な環境の空間の中で、虫歯治療をしたり、人工物を入れたとしても、違和感がなく口腔内にとけこんでいるものにすることにこだわって治療に臨んでいます。

3 自由診療で行う自然な色が出せる審美的補綴治療

虫歯治療の際に詰めた銀歯など金属の詰め物（インレー）や被せ物は見た目が悪く、気にする人が多いものです。また金属アレルギーがある人は、歯の詰め物が原因でアレルギーが発症して、症状が出る場合もあります。審美的補綴は金属ではないセラミックス（陶器）を使い、自然な色調の白さと強度のある詰め物や被せ物にする治療です。セラミックスなら金属アレルギーの心配もありません。

セラミックスは治療方法と素材で多くの種類に分類され、代表的な治療方法は後述（次ページ）しますが、素材としてはジルコニアセラミックス、ガラスセラミックス、ハイブリッドセラミックス、アルミナ、ポーセレン、金属焼付セラミックス（メタルボンド）などがあります。

◆保険治療で行う白い歯との違いは？

保険治療でも、銀歯ではない白い素材が使われることがあります。これは硬質レジン（プラスチック）で、金属アレルギーにもならない優れた素材ですが、摩耗しやすく耐久性に問題があります。また硬質レジンには吸水性があり、その結果劣化や変色が避けられません。劣化すると硬質レジンと歯の隙間から虫歯が再発することもあります。

自由診療で使用するセラミックスは吸水性がないので、臭いや変色の心配がありません。透明感のある美しい白さを保つことができます。また強度があり精密な加工ができるので、適合性が高いのが特長です。ハイブリッドセラミックスという材質が用いられることもあります。これは色の再現性や質感はセラミックスよりやや劣りますが、セラミックスほど硬くないので、作成しやすく安価なので広く使われています。

◆セラミックスを使った審美的補綴の治療例

●ラミネートベニア

歯の表面を薄く削り、セラミックでできた爪の厚さほどのチップ（シェル）を特殊な接着剤を用いて治療する方法です。エナメル質の形成不全や歯並びが悪い場合なども、元の歯の色に左右されず、自然な仕上がりで、きれいに整えることができます。歯を削る量が少ないので、神経を痛めることがなく治療ができます。エナメル質形成不全や歯が少し欠けてしまった場合、いわゆるすきっ歯を美しい歯並びにする時に行う方法です。

●セラミックインレー

治療のために削った部分に充填する人工材料の詰め物のことをインレーと呼びますが、この材料をセラミックスに変えることで、金属の詰め物に比べ、自然な白さになり、金属アレルギーの心配もなくなります。

●セラミッククラウン

虫歯の進行程度によってはクラウン（被せ物）による治療となります。この被せ物にセラミックスを使用することで、金属や歯科用プラスチックでは得られない、透明感があり、自然の歯と見分けのつかない白い歯を取り戻すことができます。

図41　ラミネートベニア

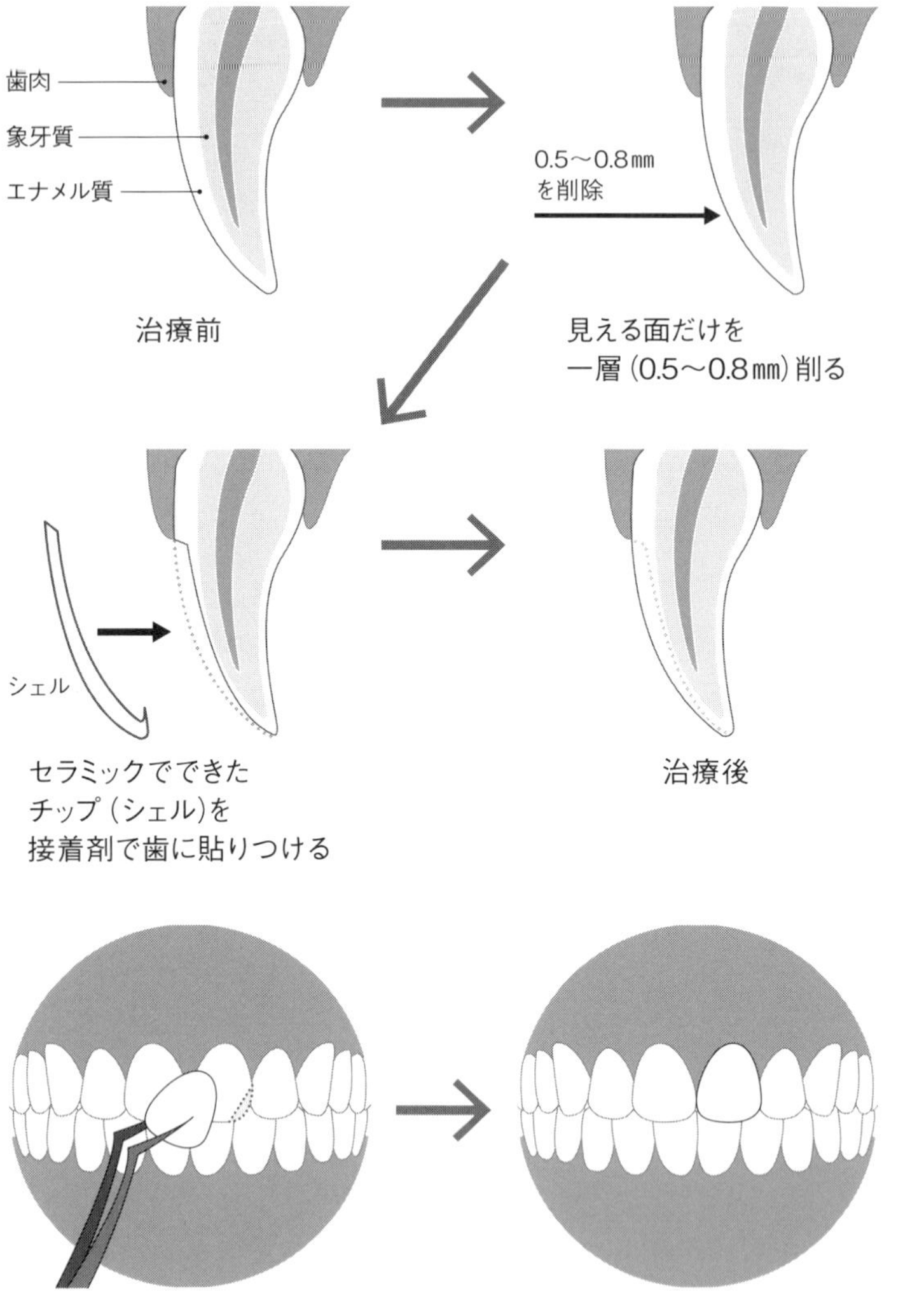

図42　IPSe.maxプレス

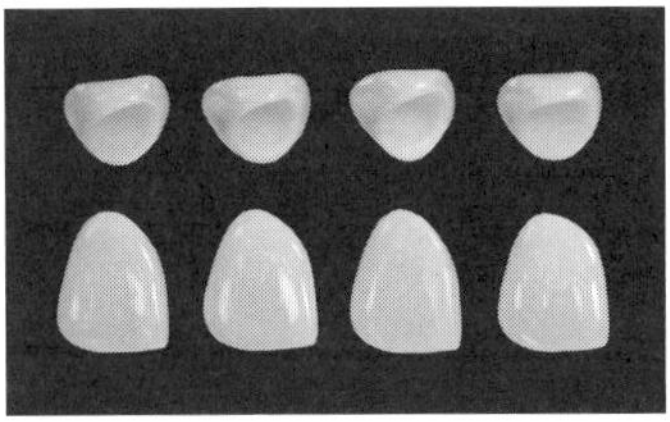

e.maxで製作した前歯のクラウン

支台歯の色が違っても同じ色調が再現できる

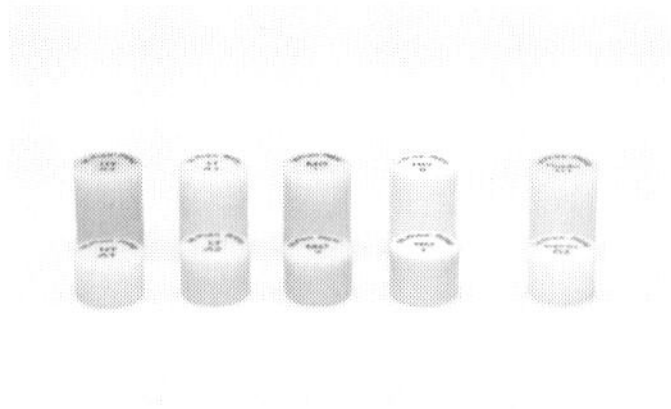

e.maxセラミックスのインゴット

5段階の色調のものがあり、個々の歯の色に合わせることが可能

◆新世代のオールセラミックスであるIPS e.maxプレスの治療

IPS e.maxは従来のオールセラミックスの素材と比べて審美性と耐久性を向上させた新世代のオールセラミックスです。主成分である二珪酸リチウムが非常に強い強度と耐久性をもったセラミックスです。用途としてはインレー、ラミネートベニア、アンレー、クラウン、ブリッジ等に幅広く使用できます。

また天然歯と分子レベルで強固に接着するのがe.maxの特徴ですから、治療箇所の隙間から汚れや細菌が入り込むことがなく、そこから虫歯になることがありません。隣接する歯の色調と、ほとんど変わらないように治療ができるので、当院の院内ラボでも導入しています。

◆CAD／CAM（computer aided design/computer aided manufacturing：コンピュータ支援による設計と製作）

歯科の分野にCAD／CAMシステムが導入されたことによって、失われた歯を修復する技術が大きな転換期を迎えています。

平成26年度の診療報酬改定により、歯科用CAD／CAM装置を用い、均質性および表面性状を向上させたハイブリッドレジンブロックから削り出された小臼歯部の歯冠補綴であるCAD／CAM冠が保険導入されたことで、広く普及することになるでしょう。

歯科治療の際に口腔内に装着される修復物や補綴物（インレー、部分被覆冠、全部被覆冠、ブリッジ、部分床義歯、全部床義歯、インプラント上部構造など）は、そのほとんどが、手作業により製作されてきました。その製作工程（設計や加工）の一部をコンピュータ制御の機器に置き換える一連のシステムをCAD／CAMといいます。

歯を修復する「補綴物」は患者さんそれぞれの口腔内で、その「形態や機能」を満たすこと、そして審美的な要望に応えて一つひとつが再現されなければなりません。

そのために、これまで行われてきた「経験と勘」による技術だけでなく、データを正しく採取して、それに基づいた科学的根拠のある高精度の技工物を作る必要があります。そこで技工の分野に、建築や工業製品の設計に使われていたCAD／CAMが導入されました。

歯科のCAD／CAMシステムでは再現する素材は単一なので強度の安定性があること、情報の保存と伝達が効率的に行われるのが特徴的で、コンピュータによる自動化で製作期間の短縮ができます。患者さんへの負担が軽くなることも大いに期待できるところです。

コラム

デジタル・デンティストリー（Digital Dentistry）

近年、電子工学の発展はあらゆる分野に浸透しており、歯科医療においてもデジタルレントゲン、3D-CT、CAD／CAM、マイクロスコープといった機器が開発され、検査、診断、手術支援、補綴物製作などにデジタル技術が導入され、デジタル・デンティストリー到来といわれています。

特に、補綴物を製作するCAD／CAMは、従来の技工士による手作業の工程とは全く違い、口腔内スキャナーにより光学印象で歯の型を採ります。コンピュータで解析したデータを基に、セラミックを加工して製作するため、精度の高い補綴物をチェアサイドで短時間で製作できるようになりました。

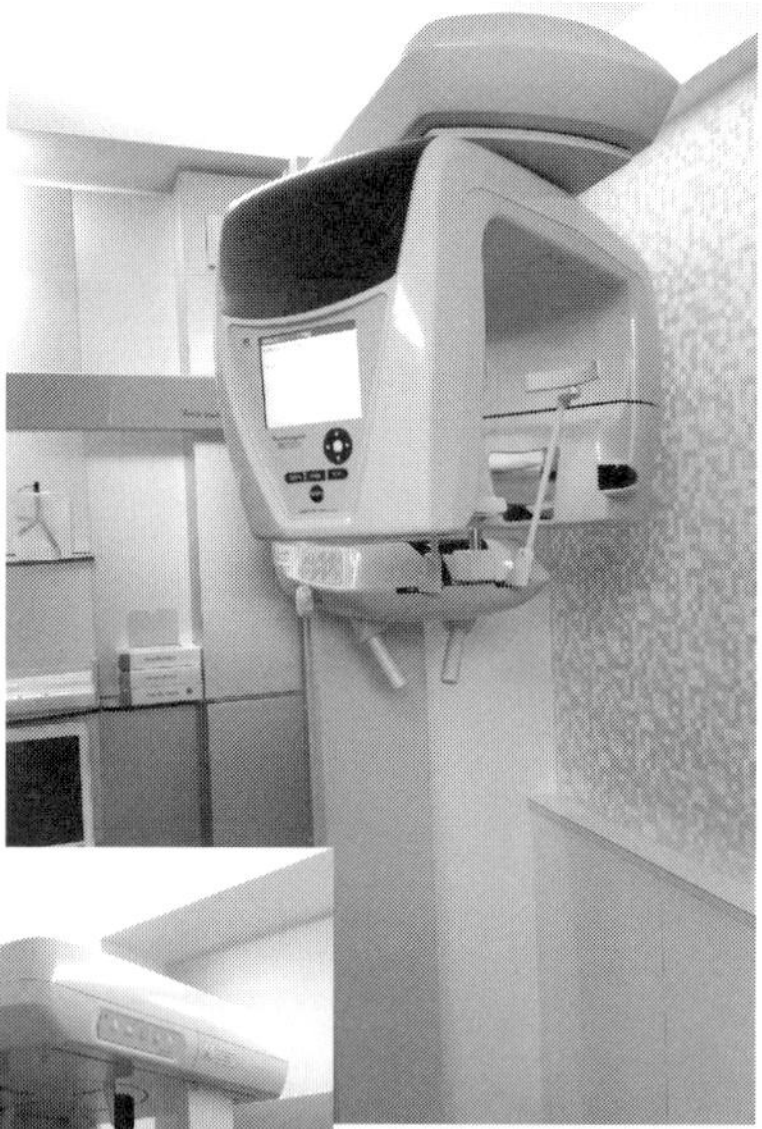

モリタ社製3D - CT
Veraviewepocs 3Df
1台でパノラマ撮影、セファロ撮影、CT撮影が可能な装置。より少ないX線被曝量で撮影できる

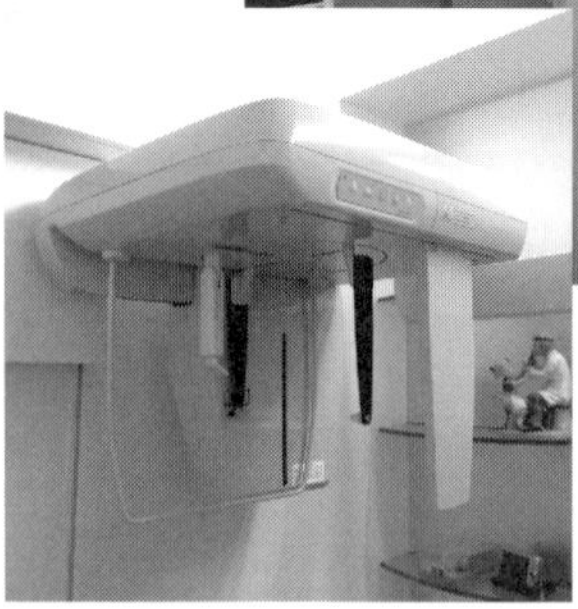

CTと一体となっているセファロ

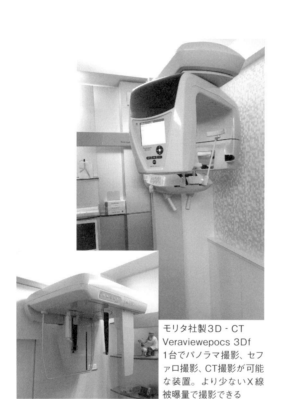

第5章

歯科医院で、こんなことも相談できる！

多様化するニーズに応える、さまざまな歯科医療

「不定愁訴は仮病ですか？」

これはある若い男性が「一度歯科医院にいってみたら？」といわれて当院に来院、相談されたときの言葉です。

その方は続けて「ここ1ヵ月ほど、原因不明の体調不良に悩まされ、先日やっと病院に行ってきました。吐き気を伴う激しい頭痛や目眩《めまい》、倦怠感、続く微熱、寝汗、不眠、動悸などがあります。しかし診察した医師からは『不定愁訴は結局仮病みたいな物ですから～』といわれてしまいました。本当に具合が悪いのに仮病といわれて、悲しくなってしまいました」。しかし、整形外科、整骨院、耳鼻咽喉科、心療内科と受診する中で歯科医院を紹介された、とのことでした。

ストレス社会といわれる現代、多くの人が寝込むほどではないけれど、いつも何かしら体調の悪さを抱えています。決して他人ごとではないと思いますが、あなたなら何科のお医者さんに相談してみますか？

実はあまり知られていませんが、肩こりや頭痛、手足のしびれ、体調不良などのいわゆる不定愁訴の症状が、咬み合わせや顎関節の不具合から生じているケースが少なくありません。

本章では、私どもの医院でご相談に応じているさまざまな症状と対応策についてご紹介します。「歯科医院で歯以外のことも治療してもらえるなんて思わなかった！」と、患者さんから驚かれることもありますが、お口は全身の健康づくりに直結する大切な器官です。不定愁訴の発症につながると思われる代表的な症状や、いびき、歯ぎしり、口臭、舌痛症など身近な問題と治療法を取り上げますので、こうした症状にお悩みの方は、一度歯科医院で相談してみてはいかがでしょう。

1 顎関節症と顎関節炎

顎関節症と顎関節炎の違いはあまり明確ではありませんが、顎関節炎は主に一時的な急性症状の時に使い、痛みや顎が開かないひどい状態で、慢性的になると顎関節症と呼んでいます。

顎関節症は、一般的には次の3つの症状が出ます。口を開け閉めしにくい、口を開ける

図43　頭蓋骨の側面図

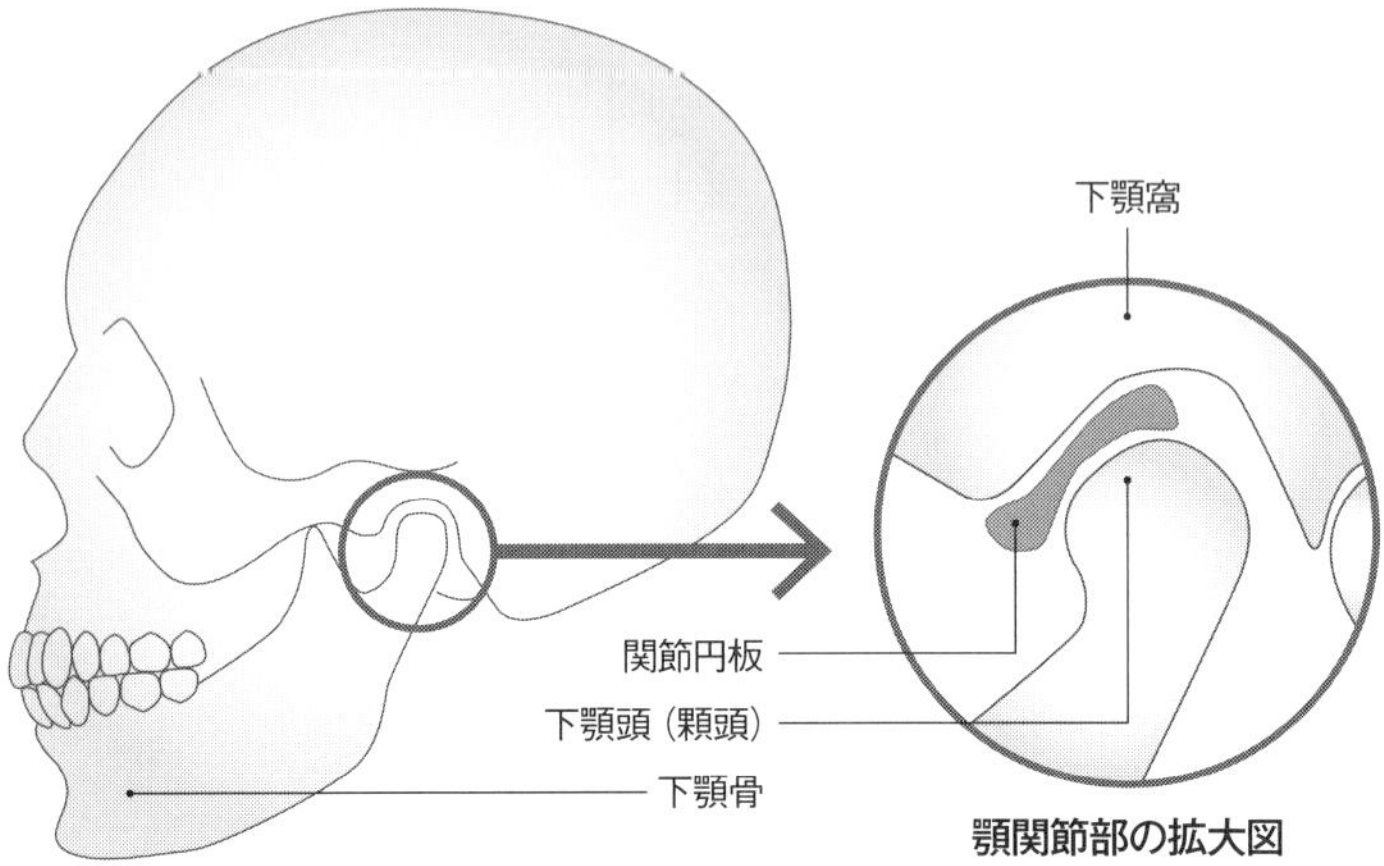

と顎や顔に痛みがある、顎関節に雑音がする、といった機能障害です。患者数はここ十数年で約15倍と急増しており、子どもから高齢者まで幅広く見られる病気です。

頭痛、肩こり、目の奥の痛みや耳鳴りなど、不定愁訴を伴うことも多く、いったん発症するとなかなか完治が難しい、やっかいな病気です。

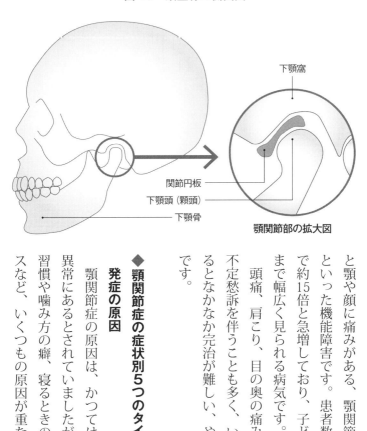

◆顎関節症の症状別5つのタイプと発症の原因

顎関節症の原因は、かつては咬み合わせの異常にあるとされていましたが、現在では食習慣や噛み方の癖、寝るときの姿勢やストレスなど、いくつもの原因が重なって起きることがわかっています。

下顎頭の関節円板に接する部分を顆頭《かとう》といいますが、顎関節は、頭蓋骨の関節窩の窪みに下顎頭（顆頭）がはまり込む形になっています。開口するとき、耳の前にある関節部分に触れてみると、下顎頭が前にスライドしているのがわかりますが、下顎頭がなめらかに動くために最も大切な役割をするのが関節円板、筋肉、靭帯、関節包です。何らかの原因によってこれらが傷ついたりずれを引き起こしたりして、正常な動きが妨げられると顎関節症となり、さまざまな障害が発現するものです。

顎関節症は、主な症状別に次の5つのタイプに分類できます。原因も症状も、実にさまざまです。

Ⅰ型：咀嚼筋障害を主とするもの

咀嚼筋の痛み／顎・首・肩・腰などの痛み（顎関節内の痛みはない）

（原因：口腔内の炎症、くいしばり、歯ぎしりなどによる咀嚼筋の使い過ぎ）

Ⅱ型：靭帯や関節円板の損傷

顎関節の捻挫／顎関節周辺の外傷からくる痛み

（原因：大きい口の開け過ぎ、硬い物の食べ過ぎなど）

Ⅲ型：顎の動きの異常
顎関節円板の位置異常／関節が傷ついたときの開口障害・頭痛、カクッという雑音（クリック音）など
（原因：不正咬合、くいしばり、うつぶせ、頬杖など）
Ⅳ型：顎関節の摩耗、すり減り
顎関節の変形／開口時の雑音（ジャリジャリした音＝クレピタス）と痛み
（原因：Ⅲ型の悪化、骨の病気など）
Ⅴ型：Ⅰ～Ⅳのいずれにも該当しないが、顎関節領域に異常症状を訴える心身医学的な要素を含むもの
心身症／顎関節を中心に身体各所に疼痛と違和感
（原因：身体の異常と心のトラブルの相乗効果、神経と筋肉の動きのバランスが崩れることで、自律神経に異常が生じる）

◆顎関節症の主な治療法

顎関節症は、さまざまな要因が複合的に絡みあって発症するといわれますが、生活習慣

や食習慣、姿勢や癖なども大きな原因であることがわかっています。また、現代はストレス社会といわれ、私たちをとりまく環境は、ストレスだらけで、知らないうちに歯を食いしばっていたり、笑ってもどこか緊張していたりしがちです。ですから、顎関節症の軽減と予防のためには、生活・行動を見直したり、ストレスと上手に付き合う努力をするといった、自分自身で行うセルフコントロールが、まず第一に大切です。

歯科医院をはじめ、医療機関では原因となりうる行動や姿勢、生活習慣などをともに考え、自覚を促す「行動の認知療法」を行うことがあります。

また、歯にスプリント（マウスピースの一種）を装着し、噛みしめや歯ぎしりによる顎関節の負荷を軽減したり、歯科医師が顎関節や筋肉をストレッチするマニピュレーション療法や、痛みがひどい場合には炎症を抑える薬の投与、精神的なストレスがある場合には抗うつ剤などを処方することがあります。

顎関節症の治療をすることで、頭痛や肩こり、手足のしびれなどの不定愁訴が軽減できることもあります。

2 いびき・歯ぎしりとSAS（睡眠時無呼吸症候群）

いびきや歯ぎしりは無意識に行ってしまい、普段は深刻な症状が自覚できないので、周囲も本人もつい軽く考えてしまいがちです。しかし、いびきや歯ぎしりは、SAS（Sleep Apnea Syndrome：睡眠時無呼吸症候群）という、放置すると死に至ることもある大変な疾患のサインです。

SASとは、睡眠中に10秒以上呼吸が停止して、無呼吸の状態が何度も繰り返し生じる疾患で、血液中の酸素濃度が不足して、重症化すると心臓の疾患や高血圧、脳障害、心不全、不整脈、糖尿病などの合併症を引き起こしたりします。放置すると突然死の危険すらありますので、適切な治療を受けなければなりません。

主な症状は、いびきが挙げられています。いびきは、気道の狭窄で起きるものですから、いびきをかくということは、呼吸が十分できていないということでもあるのです。長時間いびきが続くと、呼吸機能や血液循環機能に影響が出てきます。よくいびきをかく人で、起床時に寝不足と感じたり、頭痛が起きるといった症状がある人、睡眠中大きないびきをかいていたら突然呼吸音が止まり、しばらくすると息を吹き返して、またいびきが始まっ

図44　SAS（睡眠時無呼吸症候群）

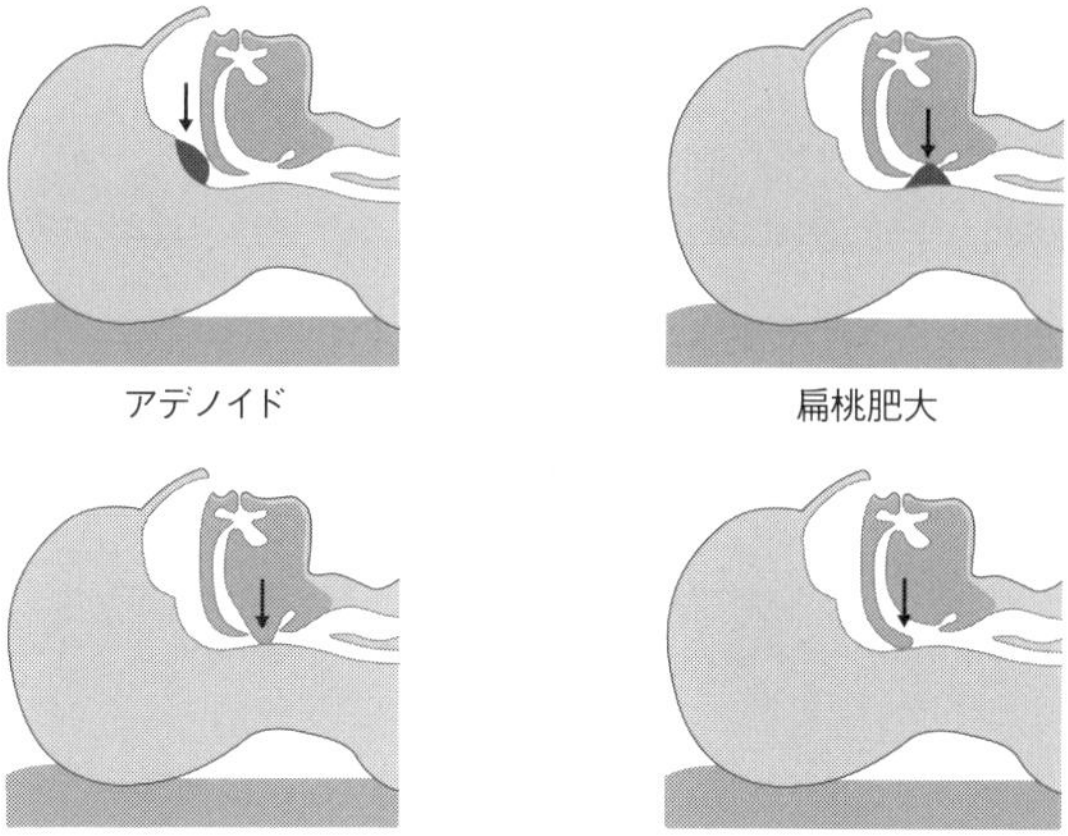

た、などと周囲に指摘されたことのある人は要注意です。睡眠時無呼吸症候群では、日中強い睡魔に襲われたりします。こうした日中の眠気は判断力の低下を招き、いねむり運転の事故を見ると、ＳＡＳの人は、そうでない人の5倍もの事故のリスクを持っています。ＳＡＳの予備軍は日本で２００万人ともいわれ、その経済的損失は３・５兆円と算出されているほどです。

また、ＳＡＳと歯ぎしりとの関係はよくわかっていませんが、ＳＡＳ患者には睡眠中に歯ぎしりをする人の割合が多いという報告もあります。

ＳＡＳは体を鍛えている力士やレスラーにも多く見られ、大相撲の横綱・白鵬関もＳＡ

Sであるといわれています。SASの3割は肥満（BMI28%以上）が原因とされ、咽頭口部周辺の軟組織に脂肪がつくことで、咽頭をふさいでしまうのです。また別の原因として小顎症、アデノイド、もともと咽頭の狭い人、また扁桃腺肥大の人も舌が咽頭をふさぐことでSASになる場合や、高齢になり奥歯が失われ、そのまま放置すると沈下して、顎が後方に下がり、舌根部が喉頭口をふさぐことになって、狭くなった気道に空気が通るので摩擦によって起こることもあります。

◆いびき・歯ぎしりとは何か

いびきの定義は「睡眠時に起こる異常な震動音」です。眠っているときに口呼吸になっていたり、扁桃腺の肥大や肥満などによって気道の狭窄（狭くなること）が起きることなどが原因とされています。肥満の人にいびきをかく人が多いといわれるのはこのためです。また、普段はいびきをかかない人でも、お酒を飲んで眠ると大きないびきをかくことがあります。これはアルコールによって舌や咽頭の筋肉が弛緩し、気道が狭くなることが原因です。また、飲酒によって血行が促進され、鼻腔の血管が膨張して鼻が詰まりやすくなることも理由のひとつです。

歯ぎしりはブラキシズムともいい、一般的には上下の歯をぎりぎりとこすり合わせるグラインディングを指しますが、このほかにも、歯をぐっと食いしばるクレンチングや、上下の歯を小刻みにカチカチ咬み合わせるタッピングなども、歯ぎしりに含まれます。

なぜ歯ぎしりをしてしまうのかは、明確にはわかっていません。顎を動かす筋肉と神経のバランスが崩れて歯ぎしりが起きるといわれていますが、原因は肉体的・精神的なストレス、咬み合わせの悪さ、喫煙、飲酒、逆流性食道炎などとされています。

重度になると、目覚めたとき顎に疲れを感じたり、歯や歯茎、また顎の骨に過度な負荷がかかって、歯の異常な摩耗やひび割れ、破折、また歯周病の悪化などによって歯が抜けるなど、さまざまなトラブルを引き起こしてしまいます。さらに顎の痛み、口が開かない、口を動かすと音がする顎関節症、頭痛、肩こり、めまい、耳鳴りなど、さまざまな症状の原因となることが知られています。

◆いびき・歯ぎしり、SASの治療法

●ナイトガード——歯ぎしりの治療

歯ぎしり癖のある人に、歯科医院で最もよく行われるのはナイトガード(マウスピース)

図45　ナイトガード

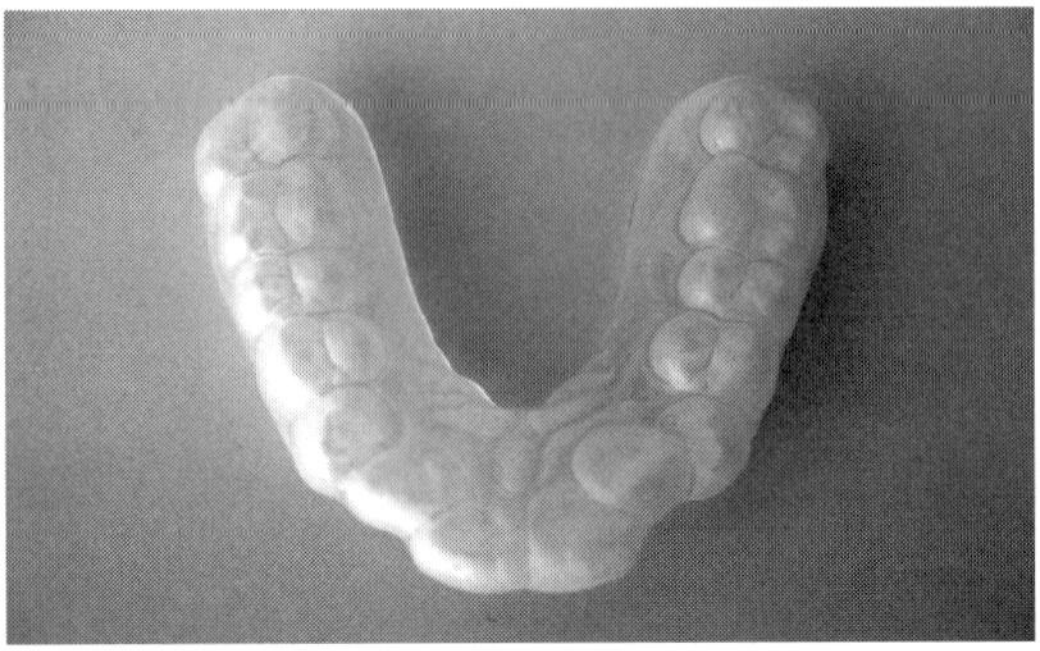

の装着です。歯科医院で歯型を取り、一人ひとりに合う形のナイトガードを製作します。それを夜寝るときに装着し、歯ぎしりで歯や歯茎および顎関節にかかる負担を軽減させるものです。また、ナイトガードを装着することで歯ぎしりへの不安が薄れるという、ストレス軽減効果も期待できます。

ただし、そもそも歯ぎしりを始めた原因となっている精神的・肉体的なストレスが取り除かれるわけではないので、自分自身の生活を見直してみることも大切です。

なお、咬み合わせのずれや歯並びが悪いことが歯ぎしりの原因となっていると考えられる場合には、歯科医院で、咬み合わせの調整や、詰め物や被せ物が悪い場合には、それらをやり直したり、矯正治療を行うこともあります。

図46　スリープスプリント

正常な場合　　睡眠時呼吸障害　　スリープスプリントを入れる

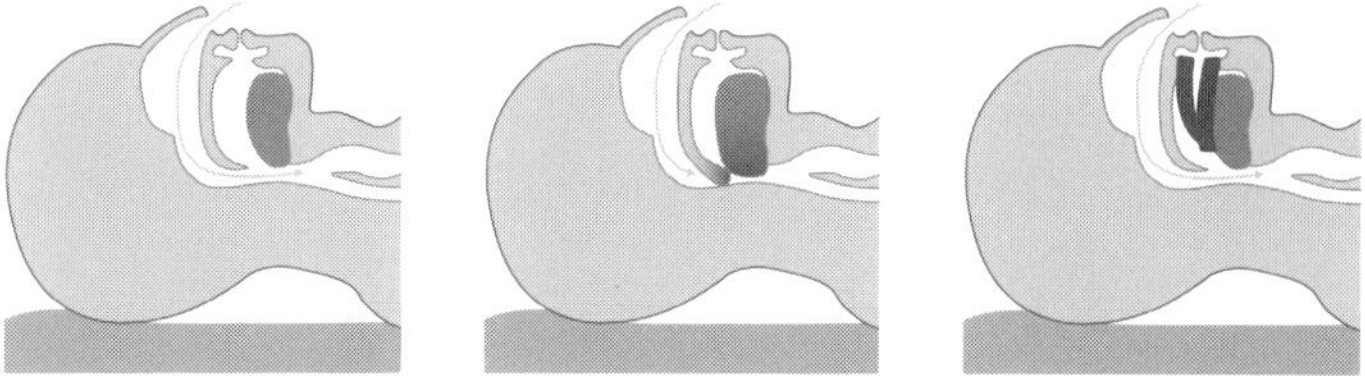

気道が十分に開いているため、空気の通りを遮るものがなく、スムーズに呼吸することができる。

気道狭窄のため、舌根部が沈下して気道が塞がれる。呼吸が妨げられる事でいびきをかいたり、無呼吸状態になる。

スリープスプリントによって舌が持ち上げられ、気道が確保されるため正常な状態で呼吸がしやすくなり、いびきをかかなくなる。

●スリープスプリント――いびきの治療

スリープスプリントは、いびきにお悩みの方や、軽度の無呼吸症候群（SAS）の方に適用される治療法で、睡眠時に装着して、下顎を前方位に誘導した位置に固定することで、上気道の閉塞を防ぐ効果があるマウスピースです。これにより咽頭部を広げ、睡眠中に喉が狭窄することを防ぎます。ただしSASの場合は、定期的な検査で改善の度合いを確認することも大切ですので、SASが疑われる場合には、呼吸器内科、耳鼻咽喉科によるSASの診断を受ける必要があります。その診断の上で、連携している歯科医院を受診されることをおすすめします。

なおSASの治療法は、こうした歯科にお

けるスリープスプリントを用いる方法や症状が重い患者さんには、鼻マスクから気道に圧力を加えた空気を送り込み、気道の閉塞を防いで無呼吸をなくすＣＰＡＰ法も行われています。さらに、外科的手術による気道を塞ぐ部位を取り除く舌根治療法があります。

3 ドライマウス（口腔乾燥症）

ドライマウスは口腔乾燥症ともいわれ、口の中や喉の渇きが主な症状です。ドライマウスで悩んでいる方は増加傾向にあり、現在では潜在患者も入れると約８００万人と推定されています。眼の乾燥症である「ドライアイ」とともに、現代病のひとつに数えられている病気です。

また自己免疫疾患によって起きる口腔乾燥もありますが、これはシェーグレン症候群といい、全身にさまざまな症状、たとえば口腔内や目の乾燥、関節が痛むなどの障害を引き起こすことが知られています。

◆ドライマウスの兆候が見られたら歯科医院に相談しよう

普段の生活をしていて、次のような症状が見られるときは、唾液が減少するドライマウスの兆候です。

□　口の中が乾くのでよく水を飲む
□　口臭が気になるようになった
□　口の中がネバネバして不快感がある
□　乾いた食物を飲み込むときはしばしば水を飲む
□　口が渇くので水やお茶、飴などを持ち歩く
□　口や喉が渇いて話を続けられないことがある
□　虫歯や口内炎ができやすくなった
□　義歯で口の中が傷つきやすくなった
□　義歯が合わなくなった
□　舌、唇がひび割れて痛い
□　味がわからなくなった
□　喉の奥が乾く
□　口の中が痛む、ヒリヒリする

◆ドライマウスの原因とは

加齢による唾液腺の萎縮、高血圧症、糖尿病、うつ病などの病気、さらにそれを治療するための薬剤（抗パーキンソン剤、精神神経用剤、抗うつ剤、抗不安剤、血圧降下剤など）の副作用などがその原因に挙げられます。

過度のストレスや不規則な生活が、ドライマウス発症の原因となり、また現代はファーストフードをはじめ、軟らかくてすぐ飲み込める食べものが好まれる食生活の傾向があり（現代人が1回の食事で行う咀嚼回数を調べてみると、約６００回です。弥生時代と比較すると約６分の1、戦前と比較しても約2分の1であるという研究結果もあります）、これもドライマウスの発症の増加につながると考えられます。食事の際の咀嚼回数が減少すると咀嚼筋が衰え、刺激による唾液の分泌量も減少してしまうからです。

唾液の分泌量を左右するのが自律神経ですが、自律神経には作用が相反する交感神経と副交感神経とがあります。交感神経は緊張したりストレスを感じたときに働き、副交感神経は静かにしていたりリラックスしているときに働きます。ですから、過度の緊張が続くと、心身にかかる過度のストレスで交感神経が優位に働いて副交感神経とのバランスが崩れ、唾液が出にくくなってしまうため、これもドライマウスの原因となります。

◆知っておきたい唾液の働き

唾液の分泌量が減ると、口腔内が乾燥して口の中がネバついたり、歯垢が増加して口臭が強くなります。ひどくなると食事しづらい、しゃべりづらい、口の中の粘膜が傷つくなどの症状が起き、虫歯や歯周病になるリスクも高くなります。

唾液には、口腔内の乾燥を防ぎ、粘膜を保護する作用、食べ物（ブドウ糖）の消化を助ける酵素であるアミラーゼが含まれています。また、食べカスやプラークを洗い流して清潔を保ち、細菌の繁殖を抑える作用や、咀嚼・嚥下・味覚を助け、歯の再石灰化を促します。さらに成長ホルモンの一種であるパロチンを含み、皮膚粘膜や毛髪を若返らせる効果があるなど、実に多くの重要な役割を担っています。しかし分泌量が低下すると、十分に働くことができなくなって、さまざまなトラブルが起きてしまうのです。

◆ドライマウスの検査と診断法

ドライマウスに対し、診断の中心的な役割を果たすのは、口腔のスペシャリストである歯科医師です。問診・視診・触診のほか、口腔内診査や唾液量測定などを行い、糖尿病や薬の副作用など複合する病因を特定し、その治療法を決めていくのです。

ドライマウスの検査は唾液の質と量の検査が基本です。唾液の質は緩衝能と保湿を測る検査、さらに量の検査では安静時と唾液腺を刺激したときの量を測定する方法があります。

●安静時唾液検査

吐唾《とだ》法…すわったまま安静にして、自然に出てくる唾液を採取して、唾液の量を測定します。

ワッテ法…脱脂綿を口の中に入れて、脱脂綿が吸い取った唾液の量を測定します。寝たきりの高齢者や障害のある方でも検査ができます。

●刺激時唾液検査

ガムテスト…ガムを10分間（あるいは5分間）噛むことで唾液腺を刺激させ、唾液の量を測定します。

サクソンテスト…ガムテストは分泌された唾液を容器に出して測定しますが、サクソンテストでは口の中にガーゼを入れて、2分間ガーゼを噛みます。ガーゼが吸い取った唾液の量を測定します。

ガムテストとサクソンテストはシェーグレン症候群の診断項目のひとつになっています。

●唾液緩衝能検査

唾液には、飲食などにより酸性に傾いた口の中を、中性に戻す働きがあります。この働きを「緩衝能」といいますが、通常の口腔内のpHは6・8〜7、pHが5・5以下になると歯のエナメル質が溶解して虫歯になっていきます。唾液の緩衝能が低い人ほど口の中が酸性になる時間が長くなり、虫歯になるリスクが高まります。

●保湿度検査

口腔水分計を使用して、口の中の唾液の量と相関関係のある粘膜の水分量を測定して口の中の乾燥度を調べます。

●ドライマウスの治療法

口腔内の唾液の質と量のレベルを維持することは、口腔内の健康を保つためにとても大切なことです。現在は複数のドライマウスの治療薬やうがい薬もありますが、まずは原因を調べ、適切な方法を選択して治療することが大切です。

リウマチや糖尿病など、他の病気が原因のときは、歯科以外でその病気の治療を行う必要がありますし、シェーグレン症候群などの自己免疫疾患や人工透析などによって口腔乾燥が起きている場合は、人工唾液などで症状を改善させる方法となります。

当院では、主に天然酵素を配合した保湿剤や洗口剤を使って、ケアの指導や生活指導を行っています。口の乾燥を防ぐマスクの着用や、唾液腺を刺激するためにキシリトール入りのガムを噛むことは、口腔内の乾燥を防ぐ効果がありますし、食事の際によく噛んで食べる習慣をつけるだけでも、唾液量が増えて症状の改善が見られることもあります。

その他、唾液の分泌を促す方法として、唾液腺や頬、顔面、咽頭周囲のマッサージ、MFT（口腔筋機能訓練）、パタカラも行っています。

●MFT（口腔筋機能訓練）

口腔周囲の筋肉（舌、口唇、顔面の筋肉など）を強くしてバランスを良くし、正しく機能させることをMFTプログラムといいます。

例えば高齢者のMFTでは「パタカラ」があります。「パパパ」「タタタ」「カカカ」（10秒間の発音回数50回）「ラララ」「パタカ」「パタカ」「パタカ」と10秒間に25回。これらは脳卒中や脳外傷による構音障害（発音が正しくできない症状）・嚥下障害に対して、顔・口・舌の筋肉の再活性化を促す構音訓練の発声音です。その音を代表して「パタカラ」治療といいます。口輪筋を鍛えて口唇の麻痺を改善し、発音を明瞭にし、顔の表情を豊かにして、

図47　口呼吸・摂食嚥下機能改善に使用する器具「ヒットスポット パタカラ」

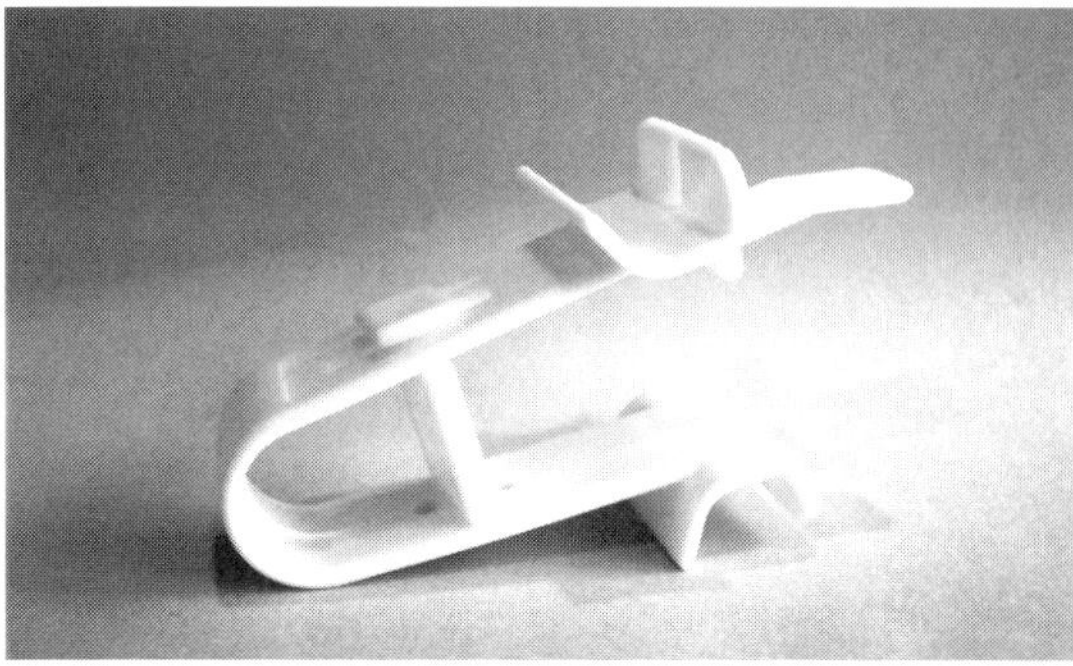

噛む力、嚥下機能の回復を目指す治療法です。

最近ではさまざまな口腔リハビリテーション器具が販売されていますが、リップストレッチで口輪筋や表情筋を強化したり、口呼吸の人はきちんと口を閉じて鼻呼吸の習慣をつけ、子供さんの場合は口をポカンと開けることがなくなり、若い人の場合は表情を豊かにし、小顔効果をもたらし、高齢者の場合、いびきや無呼吸症候群、歯ぎしりの緩和にも効果的です。

●TCH（歯列接触癖）

TCHとは、Tooth Contacting Habit（歯列接触癖）の略で、上下の歯を持続的に接触させる癖のことをさします。

通常では上下の歯は何もしていない時は離開しており、会話や食事をする際に接触しますが、その接触している時間は1日20分程度が正常だといわれています。上下の歯の接触時間が長くなると、筋肉の緊張や疲労、顎関節への負担が増え、顎の疲労感，開口障害、歯の違和感など、さまざまな不定愁訴が生じる可能性があります。

ＴＣＨはテレビを見ていたり、長時間パソコンをしているときなど、物事に熱中、緊張しているときに起こります。そのような場合、テレビやパソコンの隅にシールや写真などを貼って、それを見たら上下の歯が接触していないかどうかを確認し、もし接触していたら離すということを繰り返すリマインダー法が有効とされています。

ただし、あまりＴＣＨを意識しすぎると、それでかえって緊張してしまいますので、ふと気がついたときに歯を離開させるのがよいでしょう。簡単な方法ですので、顎の疲労感や肩こりなどの不定愁訴の解決策のひとつとして、ＴＣＨの改善に取り組んでみるのもいいでしょう。

ただしＴＣＨがあっても症状が出ないケースも多くあります。症状が出なければＴＣＨはただの癖ですので、特に気にする必要はありません。

4 口臭

お口の臭いというのは、とても気になるものです。他人の口臭に不愉快な思いをした、という経験のある人はもちろん、自分自身の口臭を気にしている人も大変多いようです。

2010年に行われた、歯科に関係するあるアンケート調査では「お口で気になることは何か」という問いに、「口臭」と答えた人が男女とも44%を超え、虫歯や歯周病を抑えて悩みの第1位でした。皆様の中にも、口臭で悩んでいる方がおられるのではないでしょうか。私たち歯科医師も、患者さんからしばしば相談を受けますので、口臭に悩む人が増えていることを実感しています。

◆口臭とは何か（口臭のメカニズム）

口臭とは「口あるいは鼻を通して出てくる気体のうち、社会的容認限度を超える悪臭」と定義されています。主要な原因物質は硫化水素やメチルメルカプタン、ジメチルサルファイドなどの揮発性硫黄化合物（ＶＳＣ）です。

実際に感じる臭いの種類や程度は実にさまざまで、その日の体調によって感じたり感じなかったりする臭いもあり、本人が気にするほど周囲は口臭を感じないにもかかわらず、口臭がするという自臭症の人もいれば、常に強く臭う人もいます。

いったい、口臭の原因にはどのようなものがあるのでしょうか。

●生理的口臭

・寝起きや空腹時の口臭…睡眠中は唾液の分泌量が減少します。このため、細菌が繁殖して寝起きに口臭が起きやすいのです。空腹時の口臭も同様で、原因は唾液の減少です。

・緊張やストレスから来る口臭…人間は、緊張したりストレスを感じると、口が渇きやすくなります。ストレスで自律神経や唾液腺の働きが低下するためです。また口が渇くと細菌が繁殖しますので、口臭が発生しやすくなります。

・女性ホルモン周期による口臭…女性は初潮を迎える頃や月経中・閉経時、さらに妊娠期間中などに、ホルモンのバランスが崩れ、口臭が発生することがあります。また、閉経期に起きる更年期障害のひとつにドライマウスがあり、これも口臭の原因となります。

●食べ物による口臭

・食事による口臭…臭いの強い食事のあとに一時的に起きる口臭です。ニンニクやネギ、餃子などを食べたり、飲酒後の臭いですが、これらは厳密には「口臭」と呼べないかもしれません。

・食渣《しょくさ》による口臭…食渣とは、口の中の食べカスや汚れのことです。食渣があると、口の中の細菌が繁殖したり食渣自体の腐敗によって、口臭が起きやすくなります。

●口の中のトラブルによる口臭

口臭の原因のほとんどが口腔内のトラブルからきています。口臭の原因の60％は舌苔《ぜったい》からです。その次が歯周病です。

・舌苔…舌の表面の白色、黄褐色、または黒色の苔状のものです。これは食べカスや剥離した上皮細胞、血球などからできており、細菌が繁殖する原因となるので、舌苔が増えると口臭が強くなります。

・歯周病…歯茎が炎症を起こすと、歯茎が腫れて赤くなったり、ブヨブヨしてきます。進行すると歯周ポケットが深くなり、ここに細菌が繁殖することや、歯茎からの出血、膿なども、口臭の原因となります。

・歯垢・歯石…歯垢は細菌の塊であるバイオフィルムですから、歯垢の量が増えれば、口臭がひどくなります。通常のブラッシングで歯垢を100％落とすことは難しく、さらに歯垢は時間が経つと歯石となって、歯磨きではとれなくなってしまいます。

・虫歯や歯根の化膿…虫歯が進行してしまうと、歯の中にも細菌が繁殖します。歯根が化膿して臭うこともあります。

・入れ歯の汚れ…入れ歯の汚れによる口臭と、入れ歯を入れっぱなしにしたことで起きる細菌繁殖による口臭があります。

入れ歯は、歯の部分、バネの部分に歯垢が付きやすく、また、ピンク色の土手の部分は歯茎との吸着性を高めるため吸水性がある素材でできているので、唾液と一緒にＶＳＣなどの臭いの成分が浸み込んでしまいます。

●口の中以外の疾患が原因の場合

・呼吸器系の疾患…慢性鼻炎・蓄膿症・喉の炎症など呼吸器系の病気が原因で口臭が起きることがあります。鼻に疾患があると口呼吸になり、口腔内が乾燥して口臭が強くなります。

・全身的な疾患…肝炎・糖尿病・ビタミン欠乏などといった全身的な病気も口臭の原因になります。また、消化器系の病気でも強い口臭がします。胃が原因の逆流性食道炎、慢性胃炎・胃下垂・胃潰瘍といった疾患が考えられます。

・自臭症（心理的疾患）…病的な原因がないのに、自分には口臭があると錯覚し、思い込んでしまう、心理的な病です。本当は口臭がない場合も多いのですが、いつも口の臭いを感じる、他人が鼻を触ったしぐさが、自分の口臭のせいではないかと気になってしまう、などといったことに悩まされてしまうのです。几帳面で清潔好きな人、気の優しい人もなりがちです。

◆日常生活での口臭予防

口臭の80％以上は、その発生の原因が口腔内にあることがわかっています。口の中に生息している細菌が唾液や血液、上皮細胞、食べカスなどの炭水化物を分解・腐敗させると、口臭の原因物質であるＶＳＣやアンモニアガスが発生して口臭が起こります。ですから、まずは口の中の細菌を繁殖させないことが大切です。

歯磨き・舌磨き、うがいの励行、入れ歯の洗浄など、口腔内の清潔を常に保つための日常のケアがもっとも大切です。

また、定期的な歯科検診とプロのクリーニング（ＰＭＴＣ）を受けて歯垢・歯石を取り除き、虫歯や歯周病の早期治療を心がけましょう。

口の中だけケアしていればよいわけではありません。体調の変化と口臭は、切り離せない深い関係です。風邪をひいたり疲れがたまって体調が悪いときは免疫力が低下し、口腔内の細菌が増殖し、口臭が強くなります。夜更かしで睡眠不足のときも同様です。生活習慣の見直しや体調管理を心がけましょう。

◆口臭が治らないときは歯科医院へ

日々の予防に努めても口臭が続くときは、まれに、思わぬ重大な疾患のシグナルとして口臭が起きていることも考えられます。このような場合は、早急に受診して、適切な治療が必要です。

まずは歯科医院で相談してみてください。口腔内に口臭の原因があるかどうかを、歯科医院の検査で判断することができます。口臭の有無、口臭の種類や臭いの程度を科学的に調べる口臭測定器を導入している歯科医院もあります。

臭いは自分ではわかりにくいものです。気になる方は、ぜひ一度歯科医院で科学的に測定してみることをおすすめします。測定で無用な思い込みから解放され、安心できると思います。

◆歯科医院で用いられる口臭測定機器

従来、口臭を測定する検査法には、ガスクロマトグラフィーと官能試験がありました。ガスクロマトグラフィーは息の中に口臭の原因成分がどれだけ含まれるかを調べる装置ですが、大がかりなもので高価です。また、官能試験とは、人の臭覚を頼りに臭いの測定を行うものですが、微妙な口臭を正確に嗅ぎ分けることは不可能です。

しかし、現在は新しい、安価で扱いやすく一般歯科医院でも導入できる口臭測定器が登場しました。

●アテイン

口腔内に発生するガス（アンモニア）を検知し測定することで、口臭の有無を判断する測定機器です。

検査用の溶剤で口をよくすすぎ、５分ほど安静にしたあと、口腔内に発生したアンモニア濃度を測定します。５分間に、溶剤の液体に含まれていた尿素が、口腔内の細菌によって分解されるとアンモニアが発生するのです。

つまり、臭気そのものでなく、口腔内の細菌の多さを測定して、口臭の強さを推測します。口腔内の細菌の繁殖状態がわかるので、口臭以外の歯科診療にも役立つ測定法です。

●オーラルクロマトグラフィー

オーラルクロマトグラフィーは、口腔内の主要口臭成分とされる揮発性硫黄化合物（VSC）を硫化水素・メチルメルカプタン・ジメチルサルファイドに分離し、その濃度を測

図48　口臭測定器

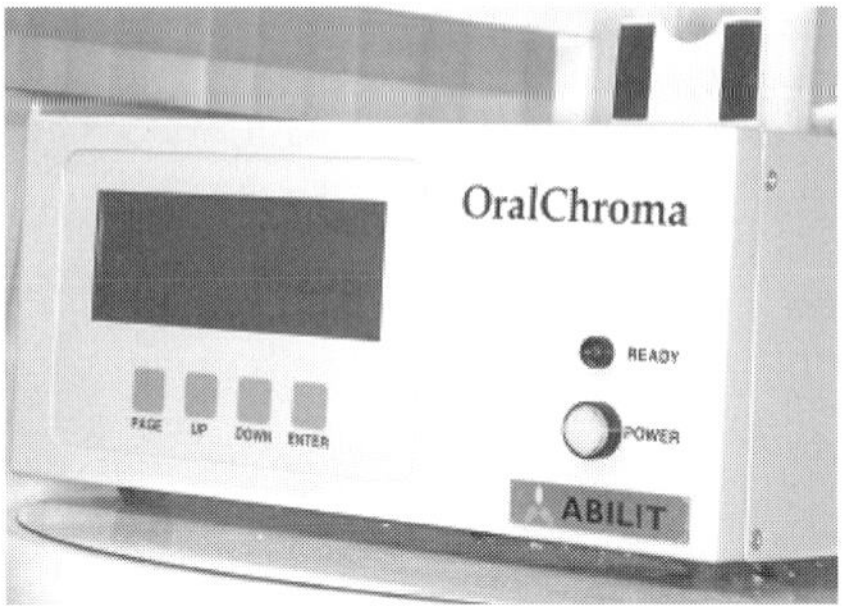

オーラルクロマトグラフィー

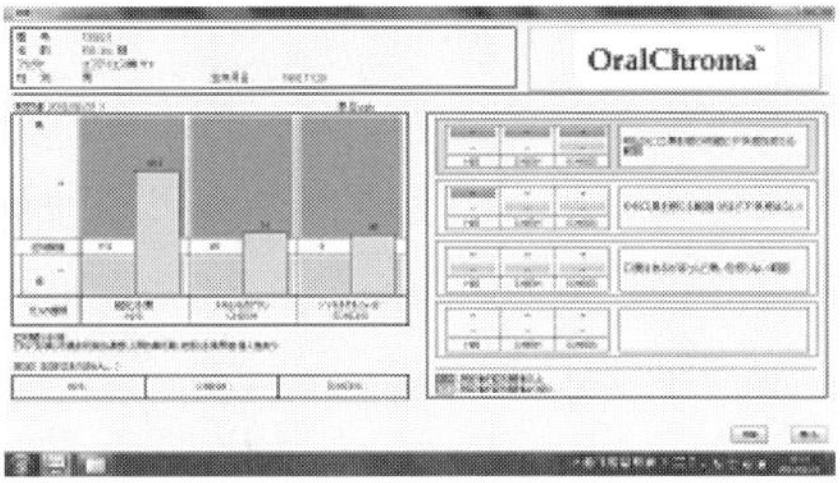

	各ガスの発生パターン			対処例
	H2S（硫化水素）	CH3SH（メチルメルカプタン）	（CH3）2S（ジメチルサルファイド）	
①	−	−	−	良い状態です。お口の中を今まで通りきれいにしましょう。
②	＋	−	−	少し口臭があるようです。舌のお掃除で様子をみましょう。
③	＋	＋	＋ or −	歯周病の疑いがあります。お口のお掃除や虫歯等の確認も必要です。
④	−	−	＋	食物の代謝産物もしくは服用薬を原因としたガスが呼気に含まれている可能性があります。

定する口臭測定器です。

口腔内のガスは歯周病や虫歯、歯垢、舌苔、口内炎、口腔内乾燥、不適合な入れ歯があるときに発生するもので、3種類のガスを検出してコンピュータで表示します。

検査の結果、歯科的に悪いところがなければ、内科的疾患があることになります。口臭の検査から、呼吸器疾患や内臓疾患がわかったというケースもあります。

測定結果がグラフィック表示されますので、実際に口臭がないのに悩んでいる自臭症の方にもおすすめの検査です。

当院の取り組み

1 セカンド・オピニオン外来

セカンド・オピニオンとは、たとえばAという歯科医院を受診して「歯周病でこの歯は抜かなければいけません」という治療方針を受けた人が、別のBという歯科医院を受診して、「何とか歯を残せませんか」と、治療方針について相談をすることです。当院ではこの「セカンド・オピニオン外来」を設けています。

「今、別の歯科医院で受けている治療は正しいんですか?」「痛くて噛めない」「なかなか治らないんですが、どうしたらいいですか?」といったご相談を受けることがしばしばあったため、歯の悩み無料相談室といったかたちで、患者さんからの質問にお答えしていました。しかし近年、インフォームドコンセント(informed consent:患者が医師から十分に治療法などの説明を受け、これに同意すること)の考え方が浸透し、治療についての説明や情報の公開が進んできています。さらに医科で行われているセカンド・オピニオンの考え方を導入して、診察することも含めた「セカンド・オピニオン外来」と正式に標榜しました。

日本人は最初に診察を受けた主治医に対して「信用していないと思われないか」と罪悪感を感じてしまう人が多いようです。私どものセカンド・オピニオン外来の患者さんも、主治医に内緒で来ている方が大勢おられます。

しかし私はむしろ、「セカンド・オピニオンを受けますので、紹介状をいただけますか」と主治医に申し込めるような環境が望ましいと考えています。「私が信用できないのか」などと怒るような歯科医師の治療は本当に信用できないと思います。

また、あえていえば歯科治療にはインプラントや歯周病、補綴、咬合、矯正など、さまざまな専門分野があり、その専門的な知識や経験があり、口腔内全体をどのように健康にしていくのか、包括的な歯科治療（インターディシプリナリーデンティストリー）を行える実力を兼ね備えた歯科医師が少ないことも残念ながら事実です。

セカンド・オピニオン外来で受ける診断のほとんどは、今かかっている先生の治療法が悪いということにはなりません。他にこういう治療の方法もあります、というお話になることが多いものです。でもそれを知っておくのと知らないのとでは患者さんのお気持ちが大きく違うと思います。

歯科の場合、大学病院とは連携していますが、専門の異なる他の歯科医院への紹介状を書く、ということはあまり浸透していません。転居によって、転院を余儀なくされる患者さんもおられるわけですから、歯科医院の連携ももっと緊密になればいいな、というのが正直な気持ちです。

セカンド・オピニオンは、治療を始める前に複数の歯科医師の意見を聞くことで、患者さんの自らの病気に対する理解も深まり、より安心して治療に臨むための参考になると思います。

2　禁煙外来

喫煙者が習慣的にニコチンを過剰に摂取した場合はニコチン依存症（俗にいうニコチン中毒）になります。ニコチンを渇望して、なかなかやめることができません。

２００３年5月に健康増進法（受動喫煙防止）が施行されて以来、非喫煙者に対しての副流煙、呼出煙による健康被害が一般に広まりました。禁煙の奨励も盛んになって、全国的に喫煙者の数は低下しているようです。またニコチンなど、各種有害物質の発生は主流煙より副流煙や呼出煙の方が多く、毒性が強いといわれています。ですから大切な家族や周りの方への影響についても考える必要があります。

喫煙と肺がん、咽頭がん、喉頭がんなど呼吸器系のがんや、慢性閉塞性肺疾患（ＣＯＰＤ）、脳卒中との関連は多くの方に認識されていますが、歯科の領域でも喫煙の影響は大きく、口腔がん、舌がん、白板症のリスクが高まります。ニコチンやタールの摂取の影響で口臭、歯や歯茎の変色・着色や、末梢血管の収縮がもたらす血行不良によってインプラント手術の成功率の低下、歯周病の進行などにも大きく関連していることが明らかになっています。

最近の研究では、歯槽骨を吸収する破骨細胞自身をニコチンが活性化させ、より多くの骨を破壊し、溶かし、骨吸収することが解ってきています。また喫煙は免疫システムにも深く関わっており、とりわけＡＮＵＧ（急性壊死性潰瘍性歯周炎）は喫煙者やストレス過多の患者さんに多いことも報告されています。

さらに、抜歯など手術をしたときの傷の治りが遅くなるといわれています。このため、口腔疾患の治療や予防上、喫煙者に禁煙を指導することは重要で、米国では30年以上前から歯科医院での禁煙指導は常識になっており、日本でも早急に取り組みを強化しなければならないと思います。

当院では、患者さんへ禁煙指導とニコチネルを使った禁煙治療を行っています。

ニコチネルによる禁煙治療は、ニコチンを喫煙以外の方法、たとえばニコチンパッチ、ガムなどで体内へ採り込み、禁断症状を起こすことなく段階的にその量を減らしていき、禁煙します。やめたい気持ちはあるが禁煙がどうしてもできない、という人にも、ご相談いただきたいと思います。

禁煙外来を扱う医院はかなり増えてきていますが、喫煙の歯周組織への影響は、比較的喫煙年数の短い若い年頃から現れます。口腔内には歯肉へのメラニン色素沈着、歯の着色、口臭などが現れます。歯科医師が口腔内を診察し、その状況を頻繁に確認するので、早くからタバコの吸い過ぎや依存症を知ることができます。禁煙療法を歯周病の治療などと同時に行うと、その効果が実感でき、さらに頑張ろうという気になってもらえるのではないでしょうか。

歯科での禁煙治療は基本的に保険外診療ですので、詳しくは医院に相談してください。

コラム

これからの歯科医療は、呼吸管理

厚生労働省と日本歯科医師会が平成元年より推進している8020運動も、36%の高齢者の方が達成され、歯がたくさんあることが健康で長生きであることがわかってきました。介護保険にも口腔ケアが導入され、高齢者の口腔内の細菌も減少し清潔になってきています。

しかし、近年、子供から高齢者まで口をポカンと開け、口で呼吸をしている方が増加しています。日本人の90%が口呼吸になっているという報告もあり、口腔乾燥症が多いのもうなずけます。

人間の正常な呼吸は鼻呼吸です。口腔内は全身の鏡ともいわれ、全身の疾患の症状がまず口に現れ、口が乾燥すると食事ができなくなります。気道と食道が交差しており、食べ物が喉を通過するとき、気道は蓋をされる状態になり、呼吸と嚥下は同時に行えないのです。口呼吸をしていると、口腔乾燥症、免疫力の低下、歯周病の悪化などを引き起こします。

呼吸、咀嚼、嚥下、発音などの機能は、口・舌・顎位が関わっています。呼吸は、生まれてから息を引き取るまで、毎日2万回しているわけですので、これからの歯科医療は呼吸管理も必要となってきます。

第6章

歯科治療が必要であっても通院が難しい方のための

訪問歯科と障害者歯科

高齢者で通院が難しい方の訪問歯科診療

日本では、高齢化が急速に進んでいます。2013年10月1日現在、日本の高齢化率（65歳以上の人口の占める割合）は25・1％（平成25年版高齢社会白書）となっており、国民のほぼ4人に1人が高齢者という、超高齢社会です。

人は年齢とともに歯を失うリスクも増えていきます。しかし次ページのグラフからもわかるとおり、実際の受診率は70〜74歳をピークに、それ以上の年齢層からは急激に下がっています。これにはさまざまな原因が考えられますが、特に高齢者の入院患者の医療には、もっぱら生活習慣病である心疾患や脳血管障害、糖尿病などへの治療が中心で、入れ歯、歯周病、虫歯の治療などの歯科治療は後回しになりがちでした。

しかし要介護状態になったり、認知症になっても、おいしく食事ができる喜びを持ち続けることは、とても大切なことです。医療制度上の問題から高齢者の方々がこれまで療養的に利用されていた病院への入院が制約されて、在宅や有料老人ホーム、グループホームなどといった高齢者向けの施設で療養されることが年々増えてきており、訪問歯科診療に

図49　年齢階級別歯科推計患者数及び受療率

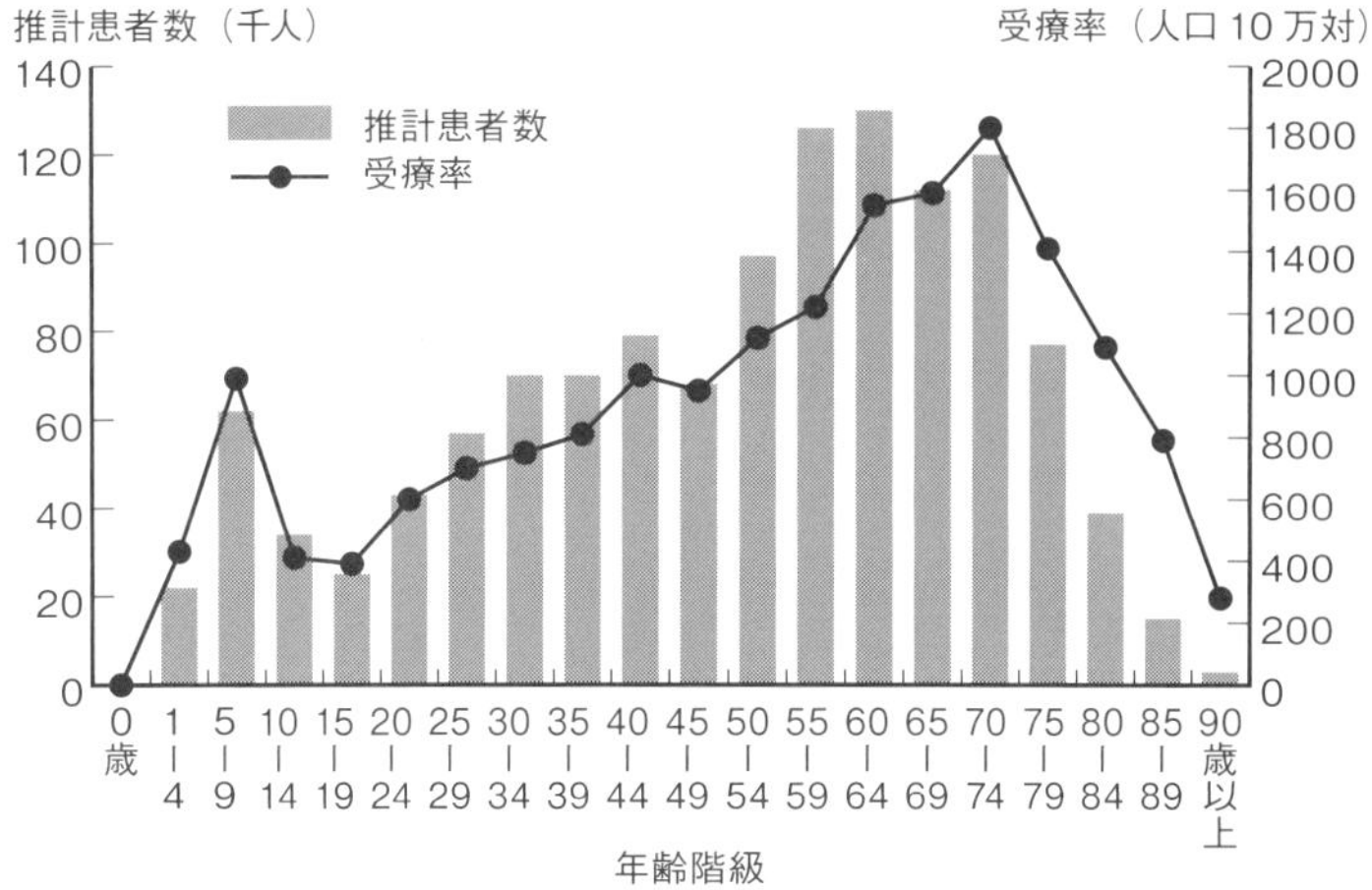

（2005年、厚生労働省患者調査）

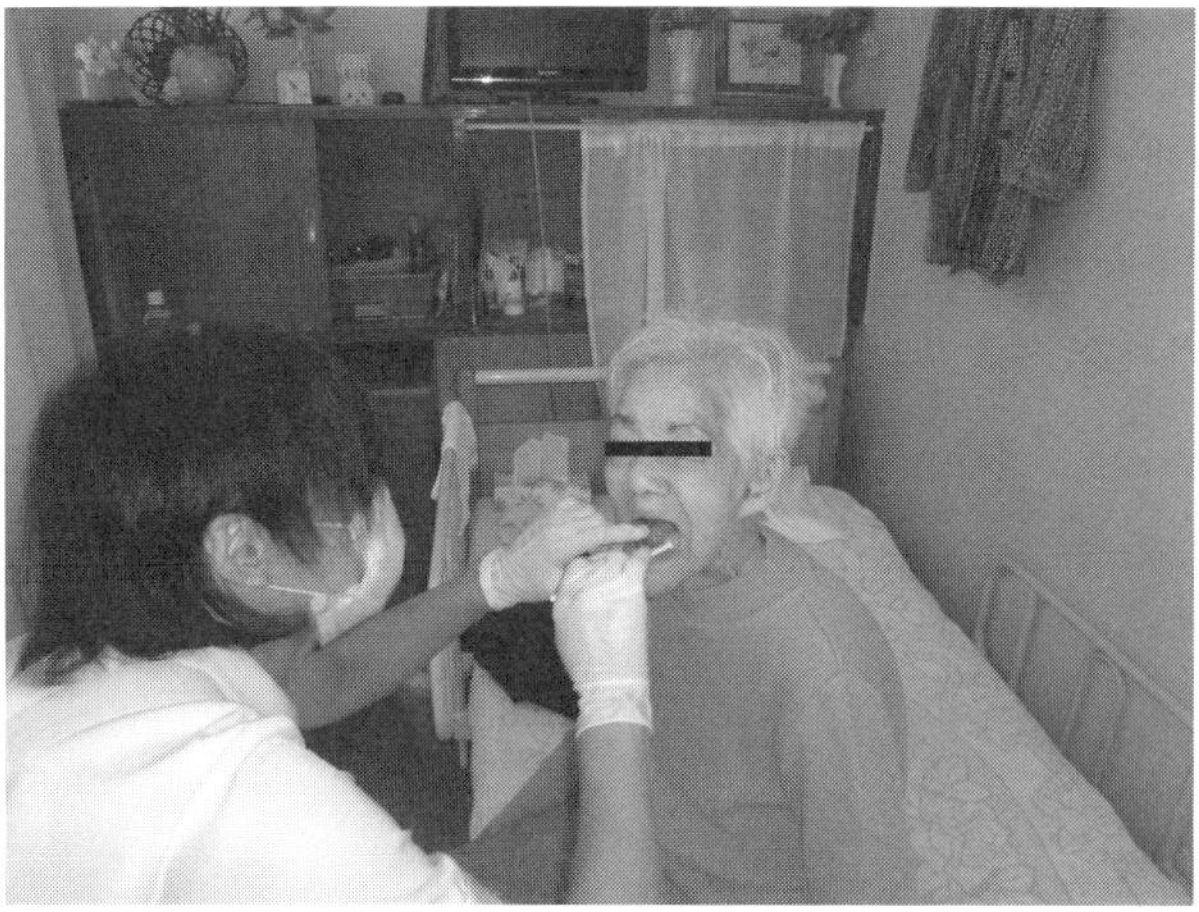

訪問歯科診療の充実が求められている

よる歯科医療の充実が求められています。

障害者歯科とは

また、私たち歯科医師は、障害を持つ方に対する歯科医療にも真剣に取り組まなければいけません。心身障害者は、日常生活の中で、口の中の健康に不利な条件がいくつもあり、虫歯になりやすい、口が臭い、唾液の流出量が多いなどと思われがちですが、これらはいずれも、心身の障害そのものが原因なのではなく、長期間放置されていたために二次的に発生したものです。障害を持つ方にとっては、虫歯や歯周病などの早期発見・早期治療こそが、健常者の場合以上に、大切なことといえます。

障害とは社会通念上、身体障害・知的障害・精神障害の三つに分類されますが、こうした障害を持つ人の総数は、日本全国で約744万人以上と推計されています（平成24年版障害者白書）。同じく平成20年版障害者白書では約724万人ですから、障害者の数も増加傾向にあることがわかります。しかしどのような障害を持つ人であれ、適切な歯科医療を受け、お口の健康を保っていくことが必要なことは、健常者とまったく変わりありません。

図50　20本以上の歯を有する者の割合の年次推移

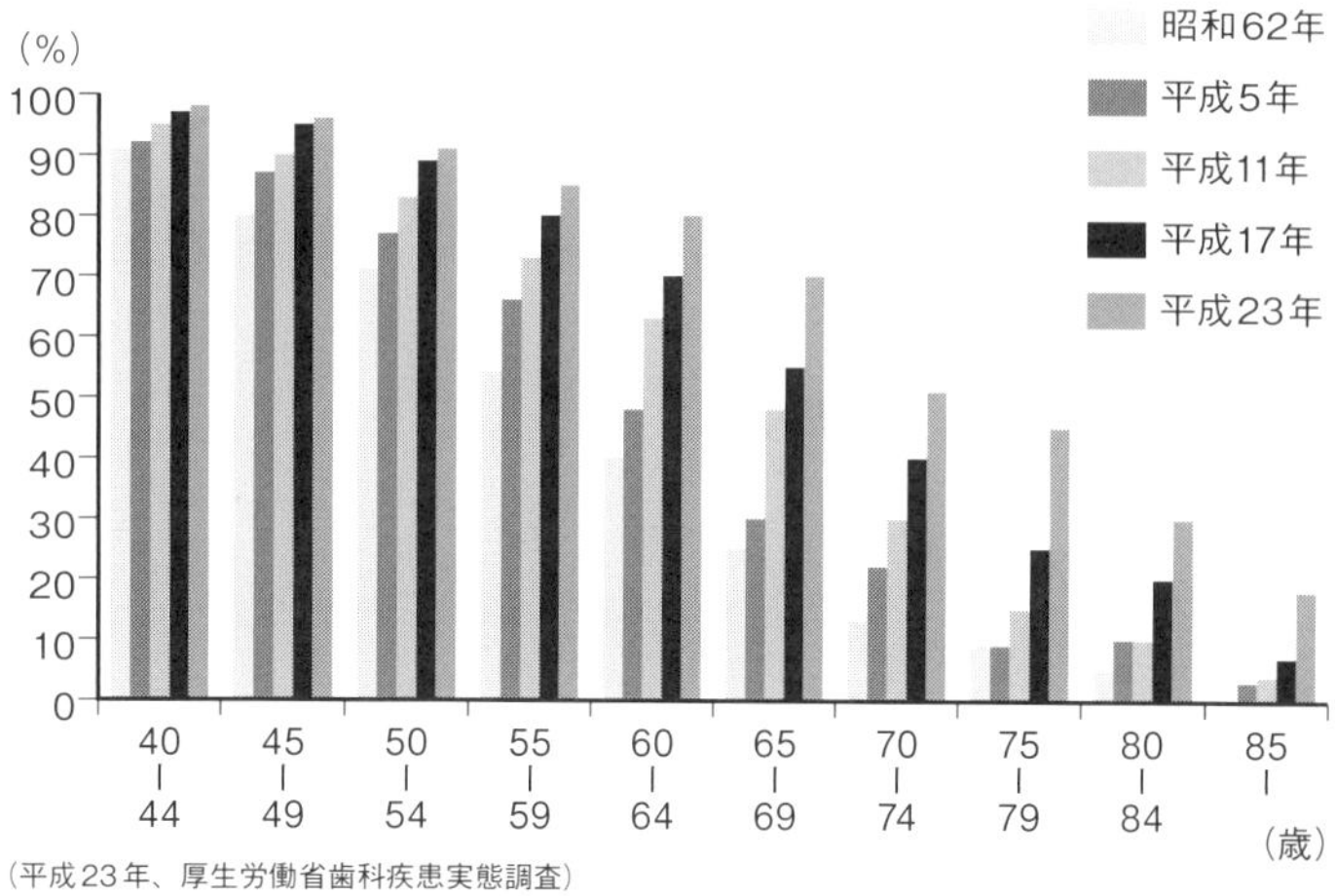

（平成23年、厚生労働省歯科疾患実態調査）

行きたいけれど行けない、どこに行けばいいのかわからない現実

厚生労働省による平成23年歯科疾患実態調査によると、８０２０運動が目標とする80歳で20本の歯を残すことができた人の割合が平成17年の調査結果24・1％から大幅に上昇し、38・3％となりました。歯科疾患実態調査は6年ごとに行われており、上のグラフ「20本以上の歯を有する者の割合の年次推移」を見ても6年ごとに右肩上がりに上がっているのがわかります。

しかしその一方で、重篤な内科的疾患や加齢による身体能力の衰えから介護が必要になり、十分な口腔ケアや歯科治療を受けることができない人もいます。そういった方のために訪問歯科診療があります。

また年齢が若くても、身体や知的・精神的障害のために、自分で歯磨きをすることが難しい人もいます。同じ障害を持つ人でも、症状や障害の程度には個人差がありますし、中には複数の障害を重複して持つ人もいます。障害の種類・程度によっては、自分自身での歯磨きはもちろん、通院することが困難であったり、障害者歯科を標榜している歯科医院でないと専門的な対応が難しい場合もあります。

障害者(児)の方への歯科医療の重要性と治療上の工夫

障害者(児)に対する歯科診療は、患者さんが多種多様の全身疾患を有していることから全身管理が必要であったり、多動性を持った患者さんには行動管理および安全管理等に細心の注意を払う必要があります。歯科疾患・口腔疾患の診療は、治療内容そのものは通常の歯科治療と同一であっても、障害に対する専門的な知識や技術が必要となります。ですから、障害者(児)に対して安全かつ負担が少ない治療を行うための体制が必要となる障害者（児）歯科診療は、スペシャルニーズ・デンティストリーといわれます。

治療を受けられる方は、身体の不自由や緊張から、治療を受ける姿勢を保持することが困難なために、待合室や診療室で騒いだり暴れてしまって迷惑をかけるのではないかなど と、家族の方は治療につれて行くのをためらうということもあるのではないでしょうか。

障害がある方は、周囲が障害そのものの対応に追われて、歯科受診が後回しになったり、歯が痛くなっても本人が明確に訴えてくれなかったりして、重症化してから受診することが多くなりがちです。重症化してからでは、治療自体難しくなり、時間もかかり、治療が嫌いになるので口腔内がますます劣悪な状態になって、再発を繰り返す悪循環になってしまいます。私たちは障害者（児）の方が安心して受診できるような環境や体制を整える必要があります。

実際の治療では、さまざまな配慮が必要になります。たとえば知的障害や発達障害の場合、患者さんの不安や恐怖心を取り除くため、必要に応じて絵や写真、カードを使ったわかりやすい説明をします。また設備の整った障害者歯科センターでは、行動の抑制が困難な脳性まひ、認知症の患者さんには全身麻酔や静脈内鎮静法、笑気ガス吸入鎮静法などの麻酔下での全身管理のもとに治療を行います。脳血管障害・循環器障害などがある場合には、投薬・血圧・脈拍などの確認をしながらの治療をします。こうした静脈内鎮静法や麻酔下での治療は、歯科恐怖症の方にも有効な治療方法となっています。

トピック

「噛む力」がなくなると、何が起きるか

●口の機能がどんどん低下する

しっかり噛んで食べることができなくなると、食べるためのお口の機能そのものが低下してしまいます。口、頬や舌、喉の周囲の筋力が弱くなり、食べ物や飲み物がうまく飲み込めなくなります。ついには、口から食べることができなくなって、胃ろう（へその横から胃へ穴を開けて栄養液を直接送り込む）に頼らなくてはならなくなります。そうなると口が使われないので、話す、表情をつくる、呼吸するといった機能まで低下していきます。

●栄養状態が悪化し、気力・体力が減退する

噛めなくなると、人はつい軟らかいものばかり口にしがちになります。しかし食べる

ものが偏って栄養のバランスが悪くなると、気力・体力が落ちてしまいます。こうした口腔機能の低下は、最終的には寝たきりの状態へとつながりかねません。

●感染症リスクが高まる

栄養が十分とれずに体力が落ちれば、当然身体の免疫力が下がります。また噛まないので、唾液の分泌量が減り、お口の清潔が保てません。そのため外から入り込んだ細菌やウイルスを唾液で殺菌できず、そのまま体内に侵入し、風邪やインフルエンザ、胃腸炎やノロウイルスに罹患するリスクが高まります。

●誤嚥《ごえん》性肺炎を起こしやすくなる

呼吸と食物の通路として大切な部分である咽頭部は、その構造上食道と気道が交差しています。食べ物や水を飲み込むときには、食道の入り口が開き、隣り合う気道に誤って入らないよう「喉頭蓋」という器官が反射的に閉じて蓋をします。しかし口腔周囲の筋肉や神経の働きが弱くなると、呼吸と嚥下の切り替えのタイミングが合わなくなり、嚥下反射が遅くなるので、食べ残しや口の中で繁殖した細菌が誤って気管や肺に入ってしまいます。これを誤嚥といいます。また、こうした誤嚥を繰り返して発症するのが誤嚥性肺炎です。

●認知症リスクが高まる

よく噛んで口を動かすと大脳の血流量が増え、脳が活性化するといわれます。噛むときに使う運動感覚や、口の中の食べ物の状態や味といった情報が脳に伝わることで、脳の神経活動は活発になります。とくに大脳にある嚥下中枢や、認知症や統合失調症と深い関係のある大脳皮質にある前頭前野が活性化されることも明らかになっています。

前頭前野は額のちょうど裏側にあって、大脳皮質の30％を占める部位です。思考、コミュニケーション、行動・感情の制御、記憶のコントロールなど、最も知的で論理的な機能がここにあります。噛む機能が失われてしまうと、前頭前野の働きが鈍って、認知症の発症リスクを高めてしまうことにつながるのです。側頭葉の内側にある海馬は、脳に新しく伝わった情報を受けて、整理してファイルするところです。数ヵ月で海馬から大脳皮質へファイルされ、それが記憶になります。

噛むことは五感（視覚・聴覚・嗅覚・触覚・味覚）を使うので、楽しく食事ができるのです。前頭前野と海馬、大脳皮質のネットワークが悪くなると認知症が発症します。また、歯の少ない人ほど脳への刺激が少なくなり、海馬、前頭葉の容積が小さくなります。

農村部の人の方が都市部の人の方より、自然の刺激に触れているので、前頭前野が活性化するので、認知症が少ないということです。㈶ボケ予防協会の「歯の欠損と認知症」の調査では、高齢者の認知症の患者さんは、健常者より残存歯が少なく、健常者の14・9本に対して、9・4本と報告されています。

〈注〉２０１３年7月4日、広島大学などの研究チームが「臼歯を失って咬み合わせが悪くなると、神経細胞の減少などが起きてアルツハイマー病の症状が悪化」との論文を発表。「噛むことによる脳への刺激や脳の血流量が減った影響ではないか。今後、解明したい」としている。また、研究によると、臼歯が残っていてしっかり噛んでいると１・９倍の血流量があるとも報告されています。

在宅での医療・介護の増加と訪問歯科診療の重要性

大きな病気や、心身に障害があるために、歯科医院に通院できない人たちを対象として行われるのが訪問歯科診療です。突発的な症状の変化などで、緊急的な処置を行う医科の往診に対して、訪問歯科診療とは、歯科医師が患者さんの自宅や介護施設を定期的に訪問して、治療計画を立て、診療、治療方針の決定、薬の処方などをすることをいいます。

介護保険制度の導入や医療制度上の問題から高齢者がこれまで療養的に利用していた病院への入院が制約されてきている一方、自宅や有料老人ホーム、グループホームなどといった高齢者向けの施設で療養される人が年々、増えてきています。本来、病院で受けられた医療サービスを自宅や療養施設で提供するのが在宅医療で、今後その重要性はますます高まるものと思われます。

国民健康保険診療協議会では口腔ケアを「要介護者に対して、摂食、会話、呼吸機能の維持増進を目的に、口腔疾患予防、誤嚥性肺炎予防および口腔リハビリテーションを施すことにより健康な長寿を支援するケアである」と定義しています。しかしより厳密にいうと、口腔ケアの内容的区別の面から、口腔清掃を中心とするケアを「器質的口腔ケア」、口腔機能訓練を中心とするケアを「機能的口腔ケア」、また歯科医師、歯科衛生士などの専門職が行う広義の口腔ケアを「専門的口腔ケア」として使い分けることもあります。

訪問歯科診療の内容と効果——当院の取り組みから

◆訪問歯科診療は患者さんの食支援を目標に

当院が訪問診療を始めて30年余りが経ちました。

当初、施設に行くと施設独特の臭いがありました。その原因は高齢者の口臭でした。施設スタッフの方たちはその臭いが口臭とは気づいていませんでした。

当時、施設におけるケアは排泄ケアが主体であったので、口腔内にまで手が回らず、口腔ケアは手つかずで悲惨な状態でした。当初は訪問診療専用の機器もありませんでしたから、工夫をしながら「院内と同じように」高齢者の方それぞれの生活に応じたサポートを念頭に歯科診療を行ってきました。

高齢者の施設での死亡原因の第一は誤嚥性肺炎です。往診で行った当初は、入れ歯作りで、そこまで気づきませんでした。誤嚥性肺炎の原因が口腔内の汚れではないかと気づいた歯科医師が、東北大学の医師との研究チームと一緒に調査した結果で、その正しさが立証されました。その研究が認められたことで、高齢者への口腔ケアが介護保険制度に導入されたのです。

私たちは訪問して診療や口腔ケア・リハビリをすると同時に、施設の介護スタッフや介護者の方への「口腔ケアの講習会」も実施しています。そこでは口腔ケアから「食べる機能の維持」までを実習を交えて、実際の口腔ケアの方法について研修しています。

◆当院の訪問歯科の歩みと障がい者歯科センターの設立

当院は、１９８３年開業で、訪問診療は１９８５年から行っています。きっかけは、入れ歯の治療中の患者さんが脳梗塞で入院され、通院できなくなったために、入院中の病院に往診したことです。当時はまだ歯科の訪問診療・往診はほとんど行われていませんでしたし、もちろん介護保険制度もまだない時代でした。高齢者の社会的入院（医学的には入院の必要がなく、在宅での療養が可能であるにもかかわらず、ケアの担い手がいないなど家庭の事情や引き取り拒否により、病院で生活をしている状態）などが問題となっていました。

しかし、将来日本は少子・高齢化が急速に進行することはすでに明らかで、実際に往診を始めてみると、在宅の患者さん、病院・施設におられる患者さんからの依頼がありました。当時は往診のための専用器材はなかったので、自前で工夫しながら往診を始め、現在では歯科医師と歯科衛生士・歯科技工士がチームを組んで、訪問歯科診療に伺い、食べる機能を改善して、楽しく食事ができ、なんとか自立した食生活を送れるようにサポートしました。

もちろん、訪問歯科診療が必要な方は高齢者ばかりではありません。当院では2012年に障がい者歯科センターを設立しました。かかりつけの医療機関・医師と緊密な連絡を取りながら、知的障害、脳性まひ、ダウン症、自閉症などの方にも歯科診療を行っています。

◆訪問歯科診療の内容

現在では、訪問歯科診療専用の切削するタービンやスケーラー、バキュームやコンパクトなレントゲン撮影機もあり、応診専用の歯科材料や器具などが開発され、医院内での治療と遜色ない治療が可能になっています。専門の知識とスキルを持った歯科医師、歯科衛生士、歯科技工士、歯科助手などのデンタルスタッフがチーム医療で診療していますから、虫歯治療はもちろん、抜歯、歯周病治療、入れ歯作りまで、より安全で充実した医療サービスが行えるようになりました。

●通院が困難な高齢者や障害者の口腔ケアと口腔リハビリテーション

介護を受けている高齢者の方や、自立して歯磨きができない障害者の方へ、次のような口腔ケアと摂食嚥下指導を行っています。
・介護者へのブラッシング、口腔内清掃指導
・唾液腺マッサージ指導
・口の運動（咀嚼筋、口腔周囲筋のストレッチ）
・舌の運動、舌体操・咳嗽《せきそう》訓練（咳がちゃんとできるようにする訓練、咳中枢を刺激して痰を排出する）
・摂食嚥下指導
・プラークやバイオフィルム、痂疲《かひ》（かさぶた＝口腔内がかさぶたのような状態になる）、舌苔の除去

健康を保ち、食事ができるためには、プロフェッショナルケアだけでなく、日常の口腔ケア（自分みがき）、ご家族などの介護者による口腔ケア（他人みがき）が重要です。サポートする方々とコミュニケーションを密に取り、最適なケア方法をともに考え、口腔ケアプランを作っていきます。

口腔ケアの最大の目的はデンタルプラークを取り除いて、口腔内の細菌をコントロールすることによって誤嚥性肺炎予防と口腔周囲筋の廃用萎縮をくいとめることにあります。

さらに健康のためには食生活の管理も大切な要素ですので、口腔ケア、口腔リハビリテーション、栄養指導を含めたオーラルマネージメントを行っています。

●最新の口腔ケアの考え方

今までは口腔ケア、口腔リハビリでしたが、最新の考え方では「CREATE」によるオーラルマネージメントが主流です。

C：クリーニング（口腔清掃）
R：リハビリテーション（訓練）
E：エデュケーション（教育）
A：アセスメント（評価）
T：トリートメント（歯科治療）
E：エンジョイ・イート（楽しく食べる）

トピック

嚥下内視鏡（VE）検査とはどういうもの？

食べ物を歯で咀嚼して、飲み込み、食道へ送り込む一連の動作を嚥下《えんげ》といいます。そのプロセスのいずれかに障害がある状態を嚥下障害といいます。

無理なく咀嚼・嚥下ができているのか、障害があるとすればどこにあるのかを調べる検査のひとつに嚥下内視鏡（VE：Videoendoscopic evaluation of swallowing）検査があります。

この検査は、鼻咽腔ファイバーという内視鏡（約3㎜の内視鏡カメラ）を鼻から喉（咽頭）に入れ、食物の飲み込む嚥下の様子を観察する検査です。実際の食事のシーンで直接嚥下に問題がないかを見ることができます。

検査に使用する食品は、普段食べているものを使い、食品がどのくらい噛まれているか、どのくらい唾液と混ぜ合わされているか、また口から喉に流れてきた食塊（噛んで飲み込めるようになった状態の食品の塊）を実際に見ることができます。

これによって唾液、喀痰の貯留、食物を飲み込んだ後の咽頭内への食物の残留の有無や気管へ流入（誤嚥《ごえん》）などを確認できます。また、嚥下に影響を与える声帯の動きも評価することができます。

コラム
ケアマネジャー、障害者自立相談員の重要性

一言で「障害者（児）」といっても、認知症患者や、脳血管障害の後遺症による身体障害者、先天的・後天的な疾患による心身障害者（児）など、障害の程度は一律ではありません。それぞれに合った対応が求められます。

例えば寝たきりの人と、そうでない人とでは介護の内容もおのずと違ってきます。しかし、身体的に健康な認知症の方は、常時誰かが見守る必要があり、介護の手間が大きいにもかかわらず、要介護度が寝たきりの人より低く認定されることがありました。よりよい介護度認定になることを期待しています。

日常の介護は、介護職員、ホームヘルパーや家族が行うわけですが、まとめ役であり、調整する役割を行うのがケアマネジャーです。利用者である本人はもちろん、家族も支

図51　在宅歯科ネットワーク

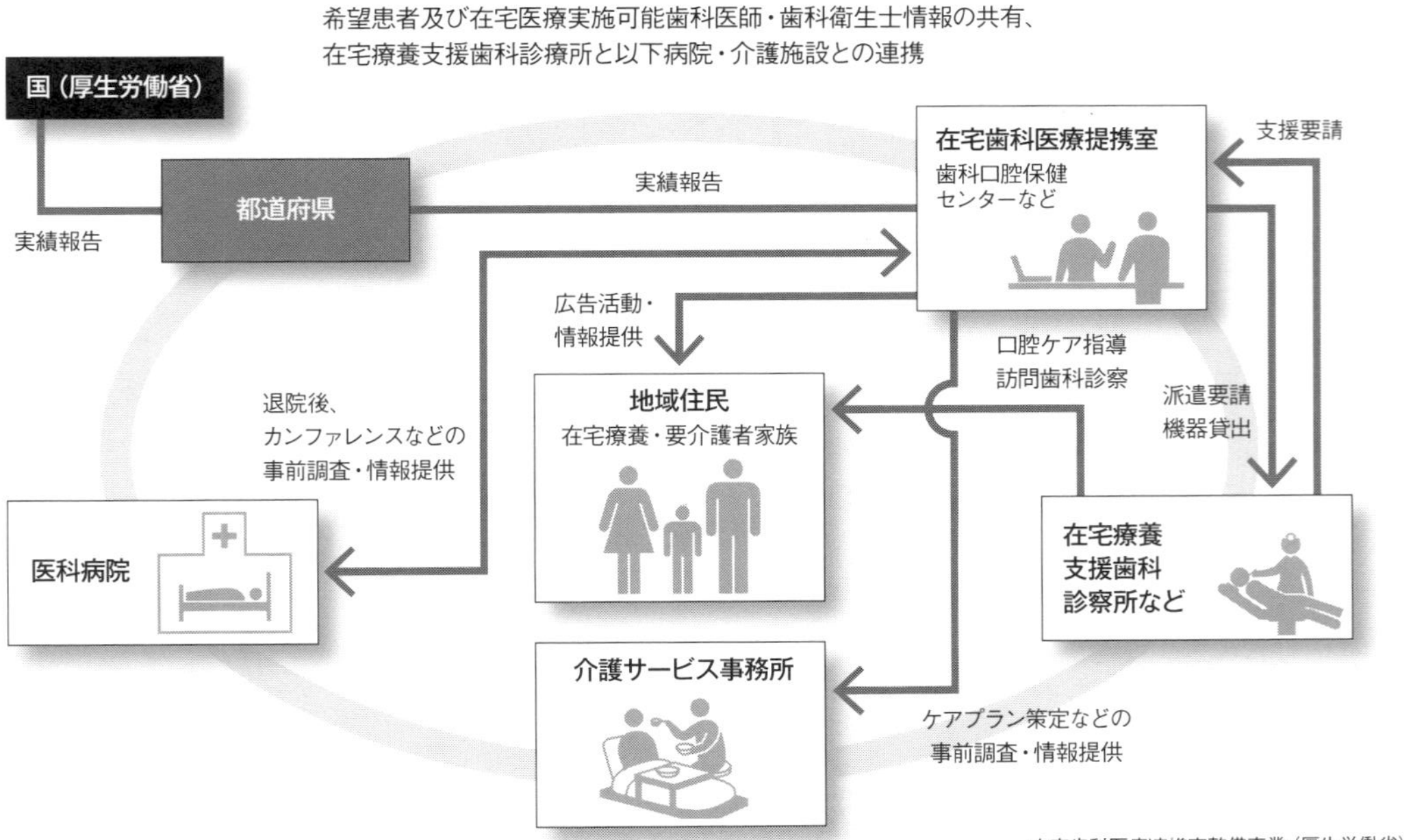

在宅歯科医療連携室整備事業（厚生労働省）

えていくことが求められています。当時は歯科医師でこういったことに携わる人は少なく、歯科医療と介護の橋渡しをすることが必要と考え、そのために、介護保険制度の発足と同時に私も介護支援専門員の資格をとりました。そして障害者自立相談員にもなりました。

医療の中でも、寝たきりの高齢者や障害者の方の歯科治療は後回しになってきました。健康、医療、福祉を社会全体で考え、社会保障制度というシステムの中で支えていくことが必要です。

第7章

歯科治療が必要になる前に、
毎日行うセルフケアと
歯科医院で行う「予防歯科」

毎日の丁寧な歯磨きが予防の基本です

本書の序章で、虫歯や歯周病が、細菌による感染症であること、また「一度失ってしまった歯はもとには戻らない」ことを述べました。どんな病気も、患わないのがよいのです。特に虫歯や歯周病は、なる前に「予防」することが、最も大切です。

予防の基本は、なんといってもセルフケア、日頃の歯磨きです。毎日の歯磨きによって、細菌の塊である歯垢（デンタルプラーク）を取り除くことが、虫歯や歯周病を予防するための第一歩です。歯垢とは、一般に歯牙の表面に付着した黄白色を帯びた粘着性のものを指し、食物残渣《ざんさ》をエサとして増殖するさまざまな細菌で構成されており、こうした細菌が増えることで虫歯や歯周病などになります。しかも細菌は増殖の過程でバイオフィルムと呼ばれる、薬剤に対し強い抵抗を示すコロニーへと変化していきます。ですから毎日の歯磨きの目的は、こうした歯垢がバイオフィルムとなって、歯に固着することを防ぐことです。

しかし、口腔内から歯垢を完全になくすことは、残念ながら不可能です。食事をすれば、歯や歯の周りには必ず歯垢が付着してしまいます。それでも、歯ブラシを正しく使って丁寧にブラッシングすることで、歯の表面に付着した歯垢を落とし、口腔内から細菌を取り除くことで、虫歯や歯周病を予防することは可能です。これを、プラークコントロールといいます。歯と歯の間など、歯ブラシの毛先が届きにくいところは歯間ブラシやデンタルフロスを使ったり、マウスウォッシュを使って口腔内から全体の汚れを洗い流すのもよいでしょう。

普段の歯磨き法、間違っていませんか?

虫歯になりやすい人、歯茎の状態があまりよくない人でも、毎日欠かさず歯磨きを熱心にしている人は、決して少なくありません。当院でも、歯の治療を受けながら「毎日ちゃんと朝晩磨いているのに……」と訴える患者さんがおられます。

仕事、人間関係などさまざまなストレスや、糖尿病などの内科的な病気に罹患していることによる免疫力の低下、喫煙による血管収縮などで、唾液の量が減少している人は、口腔内の細菌が繁殖しやすくなって、毎日歯磨きしていても健康な人より虫歯や歯周病のリスクが高まります。また体が健康な人でも、毎日の歯磨きが間違った方法で行われていると、虫歯や歯周病を患ってしまっている人も多いと思います。

歯磨きというのは、歯の汚れを落とすこと、歯茎をマッサージすることを指しています。たとえば、歯垢をできるだけ落とそうとして、やたらと強くブラッシングする人がいます。しかしあまり強い力だと、肝心の汚れは落ちずに歯の表面が摩耗してしまいます。歯の表面の歯小皮（ナスミス膜）が剝がれてしまい、デンタルプラークがより付着しやすくなります。また、忙しくて歯磨きの時間が短かすぎるのもいけませんが、やたらと長く磨いていても、歯ブラシの使い方を間違えていれば、歯垢はきれいに落とせません。〝磨いている〟と〝磨けている〟とは同じではないのです。

では、正しい歯磨きとは、どのようにすればよいのでしょうか。まずは一般的な方法について記します。歯ブラシの当て方、動かし方を改善するだけでも、効果はだいぶ違ってきますので、まずは次のような点に気をつけて、磨いてみてください。

・歯ブラシは柔らかめのものを選び、歯ブラシの毛先が開かない程度のブラッシング圧（100～150グラム）で、力を入れすぎずに磨く。

・歯磨剤はつけすぎないように。歯ブラシの幅の3分の1程度の量にする。

図52　ブラッシング

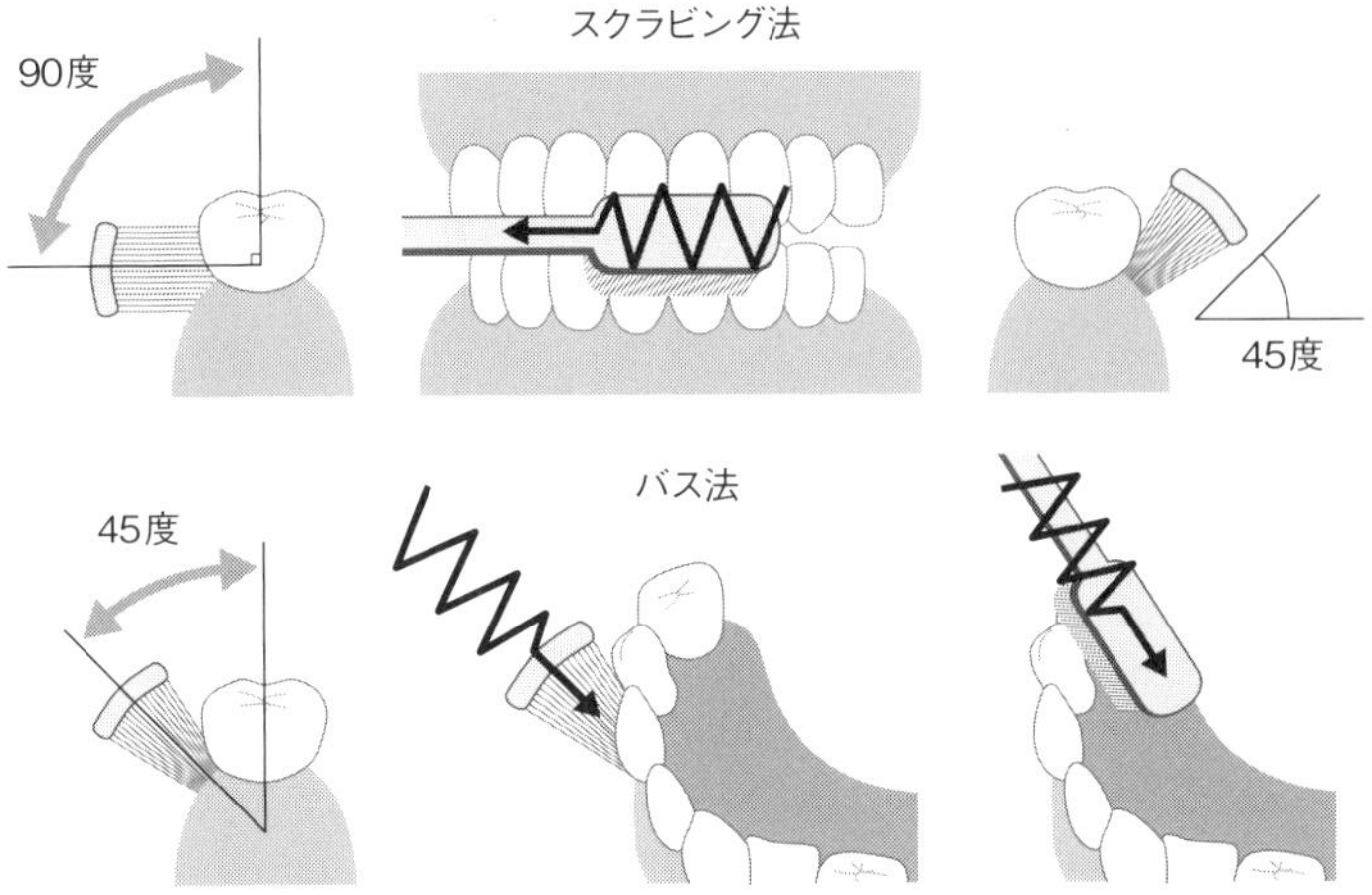

・大きく動かすのではなく、小刻みに、軽く振動させるように磨く。

・全体的に何となく磨くのではなく、1本1本、ていねいに磨いていく。

・横だけでなく上下にも歯ブラシを動かす。上下左右、また回すように動かして、まんべんなく磨く。歯の裏側などは縦に磨く。

●虫歯、歯周病の予防に効果があるブラッシング法

・スクラビング法：歯ブラシを歯の外側に直角にあてて、小刻みに動かしながら磨く。内側は歯ブラシを45度に傾けて磨く。

・バス法：45度の角度で歯ブラシの毛先を歯茎と歯の間にあてて、前後に小刻みに動かしながら磨く。前歯の内側は歯ブラシを縦にして磨いてもよい。

この二つの方法が歯垢除去に効果的です。

鏡を見ながら歯磨きすると、歯ブラシの毛先が歯と歯茎の境目など、歯ブラシが届きにくい場所や、いつも磨けていない場所にしっかり当たっているかどうかを確認することができます。また、自分ではしっかり磨いているつもりでも、実際に歯垢を落としきるのはなかなか難しいものです。市販の歯垢染色液を使うと、磨き残しがあるかどうかがよくわかります。

また、電動歯ブラシや音波歯ブラシを使うのもよいでしょう。手で磨くよりも、正しく使用すれば歯垢除去に効率的です。もともと電動歯ブラシは高齢者や身体の不自由な人など、手で磨くのが困難な人のために、アメリカで１９９０年ごろに開発されました。ただ、現在は電動歯ブラシの動きやサイズなど、さまざまな種類のものが市販されていますので、自分に合ったものを選んで使うようにしましょう。

忘れてはいけないのが、人の顔がそれぞれ違うように、口の中も一人ひとり違うということです。ですから、歯並びや歯茎の状態などによって、効果的な歯磨きの仕方も一人ひとり異なります。

できれば、かかりつけの歯科医院で、正しいブラッシング指導を受けることをおすすめします。歯科衛生士は磨き残しのある部分や、効果的に歯をクリーニングするコツがわかっていますので、種類がいろいろありすぎて選ぶのが難しい歯磨剤や電動歯ブラシについて、相談してみましょう。

ＰＭＴＣを受けよう

ＰＭＴＣとは、専門的機械歯面清掃（Professional Mechanical Tooth Cleaning）のことで、スウェーデンの歯科医師ペール・アクセルソンが提唱した予防歯科医療の考え方は多くの歯科医院で取り入れられています。

歯を失う二大疾患は虫歯と歯周病です。ですから予防を目的としたオーラルケアを考え、患者さんの口腔内の状況（虫歯や歯周病予防、歯のクリーニング）によってＰＭＴＣプログラム内容が変わってきます。

当院では、まず口腔内の状況を知るために、次のような検査を行い、患者さんそれぞれの状態を把握したうえで定期的なメンテナンスプログラムを提案しています。

・問診：既往歴、服用している薬剤、喫煙の有無、嗜好品や食習慣、睡眠時間やストレスなどの有無、歯磨きの回数など
・口腔内写真
・CTやパノラマレントゲン写真
・歯周病の検査：EPP（歯周ポケットの深さ）、MO（歯の動揺度）、BOP（歯茎からの出血、歯茎の状態）など
・虫歯菌の検査：ミュータンス菌やラクトバチラス菌などの虫歯菌の数、それらの菌が産生する酸の強さ
・唾液分泌量の測定

予防目的の一般的なPMTCは大きく次の3種類に分けることができます。

①歯周病予防のためのPMTC

歯周ポケットのバイオフィルムの破壊を目的とし、歯周ポケットやセルフケアの困難な部位にたいしてPMTCをおこなう。

②虫歯予防のためのPMTC

プラークの除去を行い、フッ素による再石灰化と歯質の強化を目的とする。

③審美のためのＰＭＴＣ

ステインの除去と歯面研磨、ホワイトニングの後戻りを抑える。

近年は８０２０運動、虫歯予防デー、いい歯の日などによって歯の健康維持の大切さが周知され、歯科医院で定期検診を受ける人は、かなり増えてきました。こうした取り組みにより平成23年の統計では、80歳で20本の歯が残っている方が38％となり、そういう方は健康で長生きをされています。

検診の結果、自覚症状が出る前に虫歯や歯周病を発見できれば、そのぶん治療の期間や費用など、患者さんの負担が少なくなりますし、大切な歯を削らなくてすみます。

また、プロフェッショナルである歯科衛生士の歯のクリーニングで、歯垢や歯石を落とすことができるのも、歯科医院での定期検診のメリットです。

日常の歯磨きで落とし切れずに残ってしまった歯垢は時間が経過すると歯石となり、また、細菌によってバイオフィルムを形成すると通常のブラッシングで落とすことはできなくなってしまいます。歯石がたまると、そこが細菌の格好の棲家になって、虫歯や歯周病のリスクが高まります。一度きれいになった歯も、定期的なＰＭＴＣを受けずに、磨き残したプラークがあると、約3カ月で歯石に変わってしまいますので、できれば3カ月ごと、最低でも6カ月に一度は歯科医院で定期的なPMTCを受け、虫歯、歯周病のチェックをすることが非常に大切です。

コラム 「かかりつけ歯科医機能強化型歯科診療所」とは

厚生労働省は2016年4月から「かかりつけ歯科医」の制度を大幅に改正した歯と口腔内を守るための新制度、「かかりつけ歯科医機能強化型歯科診療所」の運用を始めました。

50歳以上の人の約半数が歯周病によって歯を喪失し、定期的に通院している人は、虫歯も歯周病の発症も少ないという報告が出ています。これまでの削って詰める、歯を抜くといった治療優先型の歯科医療の在り方を改め、虫歯にさせない、歯を失わない歯周病の重症化予防のための画期的制度です。この指定は継続的な検査やメンテナンスを組織的に行っていること、地域住民を主体とした医科医療機関、介護保険施設との連携がある歯科医療機関に認可されます。

コラム

歯科医院で定期的にPMTCを受けている人は、受けない人より生涯医療費が安くなる

2011年に、トヨタ関連部品健康保険組合（愛知県豊田市）と豊田加茂歯科医師会の共同調査で、定期的に歯科医院を受診している人は、すべての病気にかかる一年間の総医療費が低くなる傾向にあることが判明したという記事がありました（中日新聞、2011年3月28日）。

これによると、定期的に受診してPMTCなどを受けている人は48歳までは総医療費が平均より高く、逆に49歳を過ぎると平均を下回って、65歳になると平均より年間10万円以上安くなっていくというのです（次ページ図53）。48歳までは歯科の定期検診費用などがかかるので、検診を受けない人より医療費は高くなる傾向にありますが、65歳以上の高齢者になると、病気に罹患しやすくなります。定期的な歯科検診により歯の健康を守ることが全身の健康状態を維持することに役立つので、年間の総医療費が抑えられ、

図53 「生涯医療費」は歯の健康がキーポイント

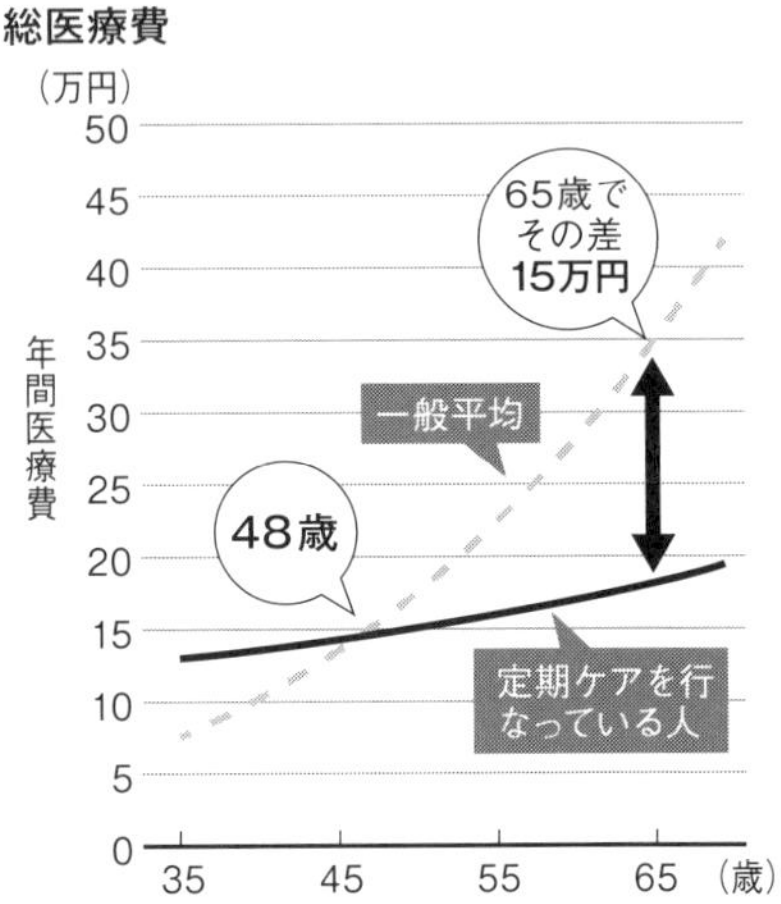

健康組合員35歳以上、52,596人を対象に、医療費と受診歴データを分析。歯科医院で年2回以上ケアを行っている602人を抽出して、総医療費を調べたもの。
（2011年、トヨタ関連部品健康保険組合と豊田加茂歯科医師会の共同調査）

結果として生涯にわたってかかる医療費が下がるというわけです。

高齢者に起こりやすい身体機能の低下がフレイルです。とくに骨や関節、筋肉に支障が出て引き起こされる運動障害がロコモーティブシンドローム、中でも筋肉量の減少症をサルコペニアといいます。

ロコモーティブシンドロームの入り口は筋肉量の低下にあるといわれています。骨・関節の半減期（細胞の半分が入れ替わるのに要する期間）が、骨7年、関節・軟骨117年に対して、筋肉は48日と極端に短いため、筋肉のケアでロコモへのスパイラルを予防することが提唱されています。高齢者のロコモ予防には筋肉量

図54　フレイル・ロコモ・サルコペニア対策

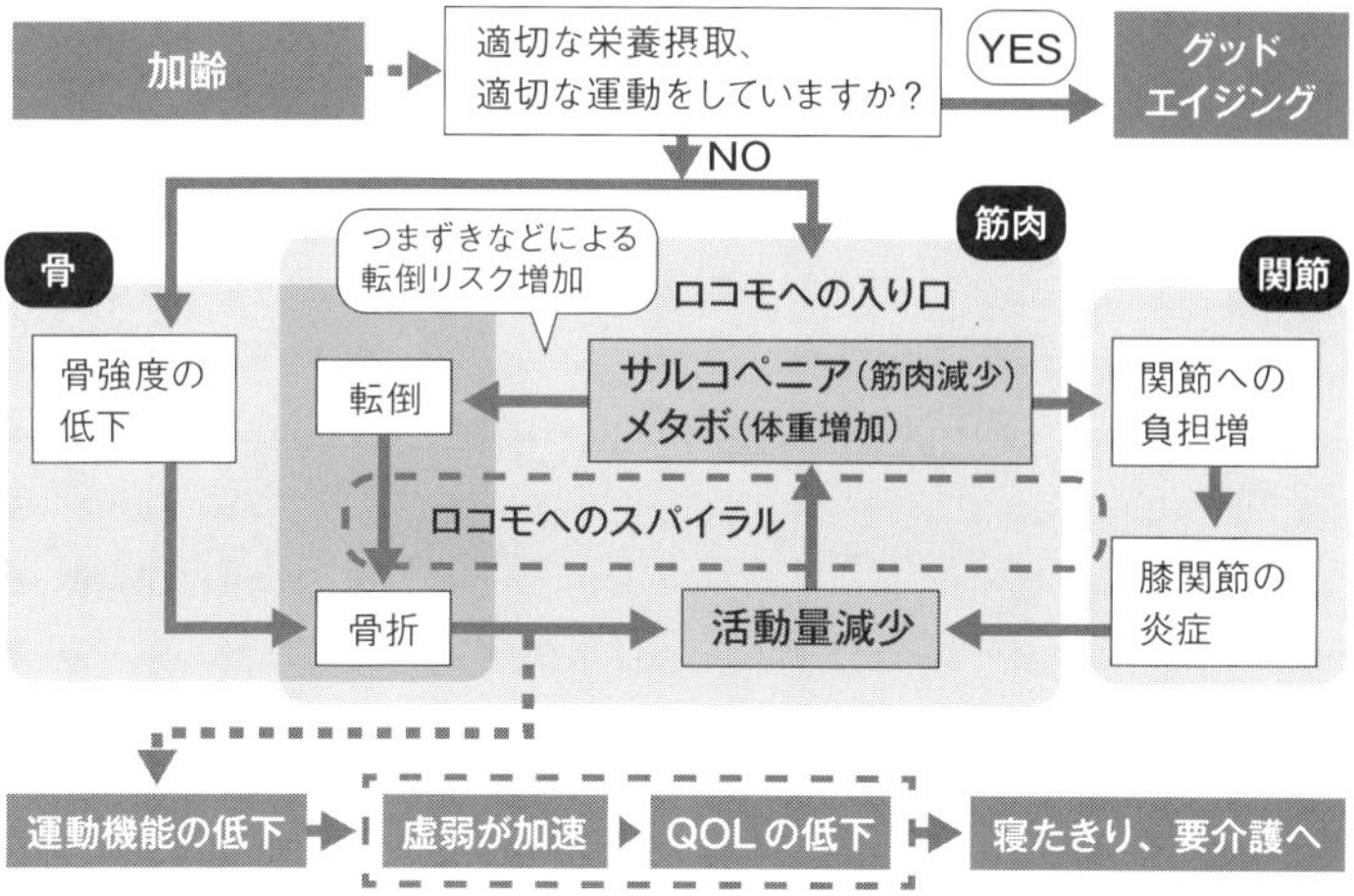

の維持、増進が不可欠なのです（図54）。

歯科の検診やPMTCが食支援の面からでも、これらフレイル、ロコモ、サルコペニア対策に大きく貢献できるのです。

記事でも、虫歯や歯周病、咬み合わせが悪かったり歯の欠損でしっかり噛めないままにしていると、食事が偏って、糖尿病や脳血管障害、高血圧、循環器障害、骨粗鬆症などの病気を引き起こすと組合が分析していると伝えています。しっかりと噛んで食事ができることで生活習慣病を抑えることができ、医療費を低く抑えられることが検証されています。

食べることは、人が生きていくための本能です。動物は大脳辺縁系を使うので

図55　歯数・義歯使用と認知症発症との関係

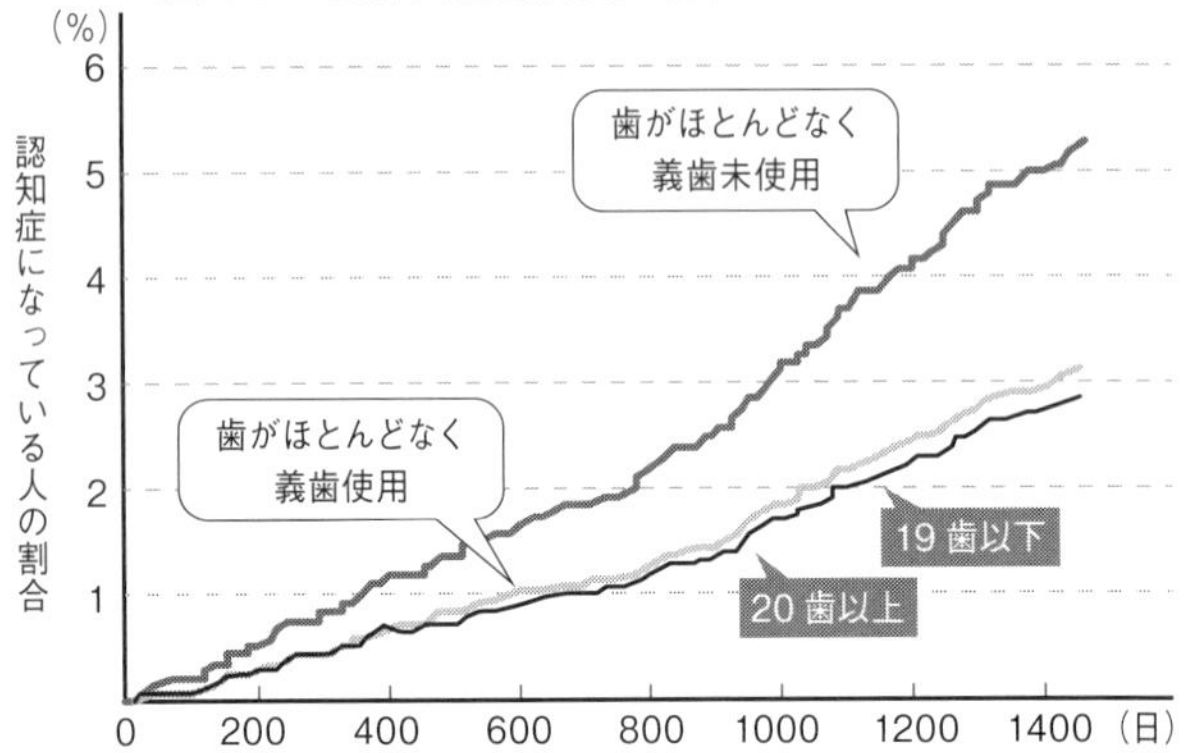

Yamamoto et al., Psychosomatic Medicine,2012

歯がほとんどないのに義歯未使用者の認知症発症リスクは「歯が20本以上ある人」に比べて、1.9倍。義歯を使用すれば発症リスクは4割抑制の可能性。

「社会保障制度改革国民会議提出資料」(2013年、日本歯科医師会) より

すが人は大脳新皮質で五感を使って感じ、「楽しみ」を「生きていくため」の食事に付価しました。きちんと噛んでおいしく食べることができるのは全身の健康を保つことにつながるのはもちろん、生きる気力の源でもあります。ですから、私どもはすべての年代の人に定期検診やPMTCをおすすめします。特に歯周病にかかりやすくなる30代以降から、年一回でも定期的に歯科医院を受診することをおすすめします。

歯科医院へ行くのは歯の健康を保つためだけでなく、歯の健康が全身の健康と深く関わっているという意識を持っていただきたい、と思います。

一度は受けてほしい歯科人間ドック

歯科にも人間ドックがあることをご存知でしょうか。

「歯の健康は全身の健康に深くつながっている」というのに、一般の人間ドックには歯科の検査が入っていません。しかし、歯科を加えた新しい医療体系を考え、「口腔から全身を診る」、全身の健康のための歯科を考えようと、１９９８年に日本歯科人間ドック学会が発足し、翌年から歯科人間ドックがスタートしました。

学会の目的は、「受診者と医療側が協力して、一生にわたる心身の健康に役立つ、理想の歯科医療を実現」することとです。歯科医療の原点にたち、患者様と連携しながら、健康の獲得と維持・増進のため、どのようにしたらよいかを一緒に考え、積極的に行動していこうという学会です。当院はこの日本歯科人間ドック学会の当初からの登録施設です。

全身の健康と歯の健康の深い関わりは、今では広く知られています。歯科人間ドックでは、歯、歯周組織、舌、唾液、粘膜など、お口の中の現在の状況を調べることで、虫歯・歯周病の原因菌の有無はもちろん、口腔内細菌の種類や量などを知ることができます。将来、虫歯や歯周病のリスクを判定することができるのです。

さらに、歯科人間ドックの検査結果によって、内科的な全身疾患も早期に発見できます。特に歯から歯根へ病気が進み、歯根にできた根尖病巣の細菌が血管を通じて全身にまわって、口から離れた他の臓器に感染を起こすことがあり、それらを歯性病巣感染といいます。歯性病巣感染である難治性皮膚炎、歯周病などは、糖尿病、心内膜炎、リウマチ性関節炎、掌蹠膿疱症と大きく関わっています。

歯の疾患は、他の器官と違って自然治癒することがありません。歯科人間ドックは歯の健康を長く維持していくためのお手伝いをするものです。お口の中の健康は全身の健康につながっていきます。全身の健康のためにも、歯科人間ドックを受けられることをおすすめします。

◆当院で行う歯科人間ドック（所要時間約1時間30分）

●基本内容

①問診
②パノラマ検査

③口腔診査（歯・舌・粘膜の状態・顎骨・顎関節の診査）
④唾液検査
⑤口腔レポート
⑥口臭検査
⑦血圧・脈拍・SPO2測定（血中酸素飽和度測定）
⑧噛む力と咬合バランスの測定
⑨血糖値測定
⑩詳しい歯周病検査
⑪基本的な歯磨き指導と歯のクリーニング
⑫口腔内の細菌検査

●一般的オプションメニュー

・口臭検査
・細菌数の測定（細菌カウンター）
・PCR法による歯周病細菌検査
・CT撮影（口腔内3Dコンピュータ断層撮影法）

・顎関節断層撮影

●高齢者のオプションメニュー

・歯牙年齢と残存歯数

・嚥下検査（水のみ法）

・入れ歯の咀嚼能力の測定

・舌圧測定

・口唇の閉鎖能力の測定

２００８年４月６日付朝日新聞日曜版「元気のひけつ」に歯科人間ドックの記事が掲載されました。（当院が朝日新聞から取材を受け、記者自身がドックを受診した体験を記事にしたものです）

図56　朝倉歯科医院の歯科人間ドックの記事

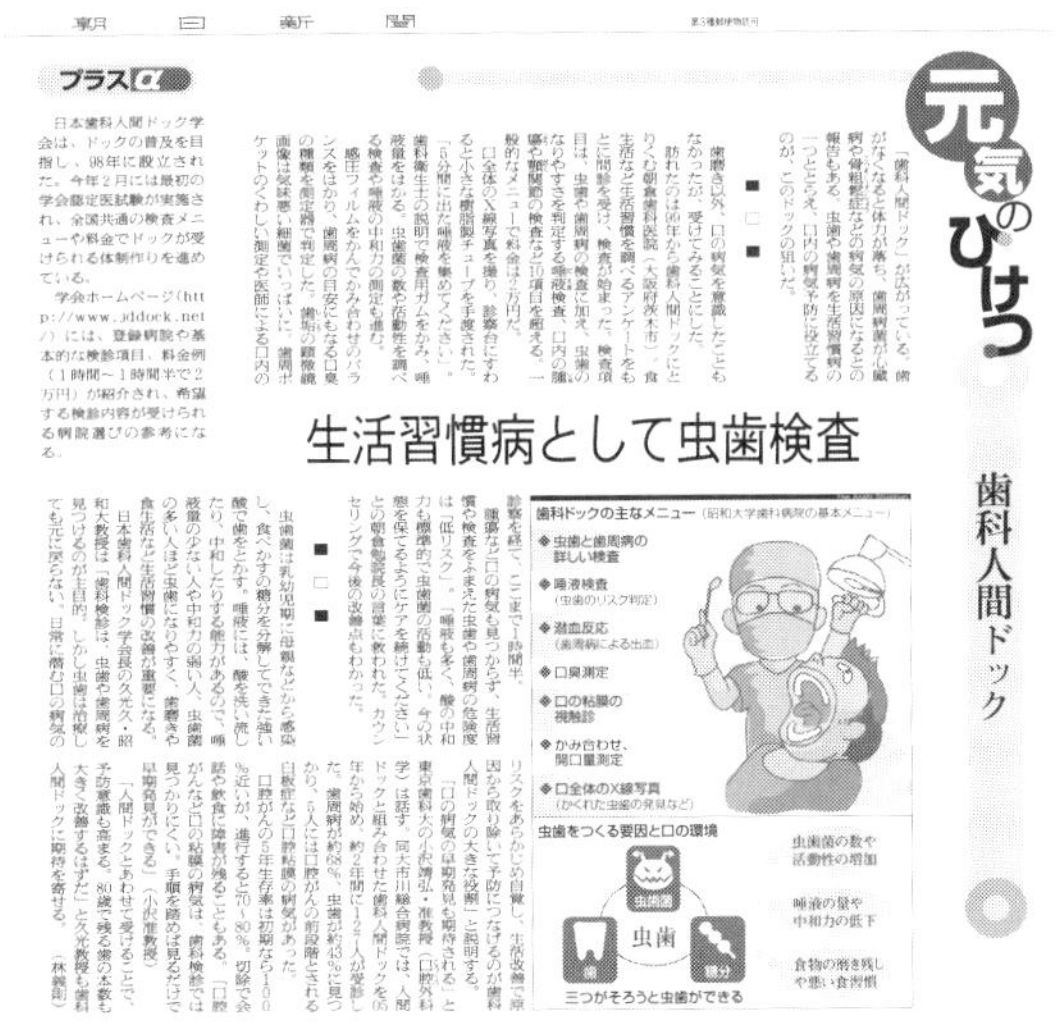

朝日新聞

元気のひけつ

歯科人間ドック

「歯科人間ドック」が広がっている。歯がなくなると体力が落ち、歯周病菌が心臓病や骨粗鬆症などの病気の原因になるとの報告もある。虫歯や歯周病を生活習慣病の一つととらえ、口内の病気予防に役立てるのが、このドックの狙いだ。

■□■

歯磨き以外、口の病気を意識したこともなかったが、受けてみることにした。

訪れたのは99年から歯科人間ドックにとりくむ朝倉歯科医院（大阪府茨木市）。食生活など生活習慣を調べるアンケートをもとに問診を受け、検査が始まった。検査項目は、虫歯や歯周病の検査に加え、虫歯のなりやすさを判定する唾液検査、口内の腫瘍や顎関節の検査など10項目を超える。一般的なメニューで料金は2万円だ。

口全体のX線写真を撮り、診察台にすわると小さな樹脂製チューブを手渡された。「5分間に出た唾液を集めてください」。歯科衛生士の説明で検査用ガムをかみ、唾液量をはかる。虫歯菌の数や活動性を調べる検査や唾液の中和力の測定も進む。

感圧フィルムをかんでかみ合わせのバランスをはかり、歯周病の目安にもなる口臭の種類を測定器で判定した。歯垢の顕微鏡画像は気味悪い細菌でいっぱいに。歯周ポケットのくわしい測定や医師による口内の診察を経て、ここまで1時間半。

生活習慣病として虫歯検査

腫瘍など口の病気も見つからず、生活習慣や検査をふまえた虫歯や歯周病の危険度は「低リスク」。「唾液も多く、酸の中和力も標準的で虫歯菌の活動も低い。今の状態を保てるようにケアを続けてください」との朝倉勉院長の言葉に救われた。カウンセリングで今後の改善点もわかった。

■□■

虫歯菌は乳幼児期に母親などから感染し、食べかすの糖分を分解してできた強い酸で歯をとかす。唾液には、酸を洗い流したり、中和したりする能力があるので、唾液量の少ない人や中和力の弱い人、虫歯菌の多い人ほど虫歯になりやすく、歯磨きや食生活など生活習慣の改善が重要になる。

日本歯科人間ドック学会長の久光久・昭和大教授は「歯科検診は、虫歯や歯周病を見つけるのが主目的。しかし虫歯は治療しても元に戻らない。日常に潜む口の病気のリスクをあらかじめ自覚し、生活改善で原因から取り除いて予防につなげるのが歯科人間ドックの大きな役割」と説明する。

「口の病気の早期発見も期待される」と東京歯科大の小沢靖弘・准教授（口腔外科学）は話す。同大市川総合病院では、人間ドックと組み合わせた歯科人間ドックを05年から始め、約2年間に1227人が受診した。歯周病が約68%、虫歯が約43%に見つかり、5人には口腔がんの前段階とされる白板症など口腔粘膜の病気があった。

口腔がんの5年生存率は初期なら100%近いが、進行すると70～80%。切除で会話や飲食に障害が残ることもある。「口腔がんなど口の粘膜の病気は、歯科検診では見つかりにくい。手順を踏めば見るだけで早期発見ができる」（小沢准教授）

「人間ドックとあわせて受けることで、予防意識も高まる。80歳で残る歯の本数も大きく改善するはずだ」と久光教授も歯科人間ドックに期待を寄せる。（林義則）

歯科ドックの主なメニュー（昭和大学歯科病院の基本メニュー）
◆虫歯と歯周病の詳しい検査
◆唾液検査（虫歯のリスク判定）
◆潜血反応（歯周病による出血）
◆口臭測定
◆口の粘膜の視触診
◆かみ合わせ、開口量測定
◆口全体のX線写真（かくれた虫歯の発見など）
虫歯をつくる要因と口の環境
虫歯
三つがそろうと虫歯ができる
虫歯菌の数や活動性の増加
唾液の量や中和力の低下
食物の磨き残しや悪い食習慣

プラスα

日本歯科人間ドック学会は、ドックの普及を目指し、98年に設立された。今年2月には最初の学会認定医試験が実施され、全国共通の検査メニューや料金でドックが受けられる体制作りを進めている。

学会ホームページ（http://www.jddock.net/）には、登録病院や基本的な検診項目、料金例（1時間～1時間半で2万円）が紹介され、希望する検診内容が受けられる病院選びの参考になる。

2008年4月6日付 朝日新聞

紙面拡大、次ページに続く

「歯科人間ドック」が広がっている。歯がなくなると体力が落ち、歯周病菌が心臓病や骨粗鬆症《こつそしょうしょう》などの病気の原因になるとの報告もある。虫歯や歯周病を生活習慣病の一つととらえ、口内の病気予防に役立てるのが、このドックの狙いだ。

■□■

歯磨き以外、口の病気を意識したこともなかったが、受けてみることにした。

訪れたのは99年から歯科人間ドックにとりくむ朝倉歯科医院（大阪府茨木市）。食生活など生活習慣を調べるアンケートをもとに問診を受け、検査が始まった。検査項目は、虫歯や歯周病の検査に加え、虫歯のなりやすさを判定する唾液検査、口内の腫瘍《しゅよう》や顎《がく》関節の検査など10項目を超える。一般的なメニューで料金は2万円だ。

口全体のX線写真を撮り、診察台にすわると小さな樹脂製チューブを手渡された。「5分間に出た唾液を集めてください」。歯科衛生士の説明で検査用ガムをかみ、唾液量をはかる。虫歯菌の数や活動性を調べる検査や唾液の中和力の測定も進む。

感圧フィルムをかんでかみ合わせのバランスをはかり、歯周病の目安にもなる口臭の種類を測定器で判定した。歯垢《しこう》の顕微鏡画像は気味悪い細菌でいっぱいに。歯周ポケットのくわしい測定や医師による口内の診察を経て、ここまで1時間半。

腫瘍など口の病気も見つからず、生活習慣や検査をふまえた虫歯や歯周病の危険度は「低リスク」。「唾液も多く、酸の中和力も標準的で虫歯菌の活動も低い。今の状態を保てるようにケアを続けてください」との朝倉勉院長の言葉に救われた。カウンセリングで今後の改善点もわかった。

■□■

虫歯菌は乳幼児期に母親などから感染し、食べかすの糖分を分解してできた強い酸で歯をとかす。唾液には、酸を洗い流したり、中和したりする能力があるので、唾液量の少ない人や中和力の弱い人、虫歯菌の多い人ほど虫歯になりやすく、歯磨きや食生活など生活習慣の改善が重要になる。

日本歯科人間ドック学会長の久光久・昭和大教授は「歯科検診は、虫歯や歯周病を見つけるのが主目的。しかし虫歯は治療しても元に戻らない。日常に潜む口の病気のリスクをあらかじめ自覚し、生活改善で原因から取り除いて予防につなげるのが歯科人間ドックの大きな役割」と説明する。

「口の病気の早期発見も期待される」と東京歯科大の小沢靖弘・准教授（口腔《こうくう》外科学）は話す。同大市川総合病院では、人間ドックと組み合わせた歯科人間ドックを05年から始め、約2年間に127人が受診した。歯周病が約68％、虫歯が約43％に見つかり、5人には口腔がんの前段階とされる白板症など口腔粘膜の病気があった。

口腔がんの5年生存率は初期なら100％近いが、進行すると70～80％。切除で会話や飲食に障害が残ることもある。「口腔がんなど口の粘膜の病気は、歯科検診では見つかりにくい。手順を踏めば見るだけで早期発見ができる」（小沢准教授）

「人間ドックとあわせて受けることで、予防意識も高まる。80歳で残る歯の本数も大きく改善するはずだ」と久光教授も歯科人間ドックに期待を寄せる。　（林義則）

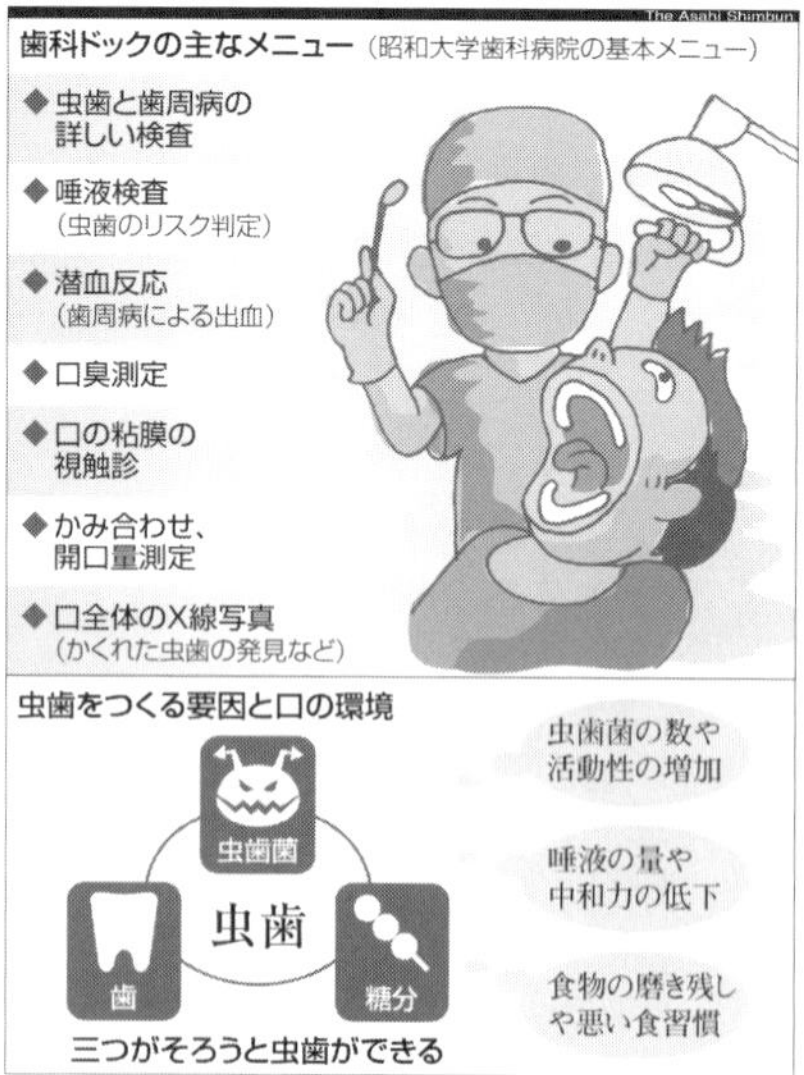

終章

非常時・命のために歯科医は走る

被災者の健康を守れ

「普段患者の生死と向き合うことのない彼らは、あの日以来壮絶な現場を見てきた。その一部始終を歯科医師たちは記録していた。未曽有の災害…日本全国から延べ２６００人を超える歯科医師たちが、犠牲者と家族をつないだ。カギとなるのは遺体の歯１本１本に残された治療の痕」（２０１２年６月３日放映、ＮＨＫ「震災ドキュメンタリー　きみは確かに、そこにいた。　〜歯科医師たちの身元確認〜」より）

２０１１年3月11日、東日本大震災が起きました。地震と津波によって１万５０００人以上の尊い人命が奪われただけでなく、住む家も仕事もなくし、避難所での不自由な集団生活を余儀なくされた人たちの数も、最大で40万人を超えたといわれます。

そうした中で、自らも被災した歯科医師や全国から駆けつけたボランティアの多くの歯科医師が被災者救援のために避難所や病院で奮闘しました。

１９９５年1月17日に発生した阪神・淡路大震災では、その後の検証で震災関連の死因として誤嚥性肺炎があげられ、医療関係者は災害時の口腔ケアの大切さをあらためて実感しました。しかし被災者にとっては、水をはじめとしたライフラインが切断され、集団生活を強いられる中で、口腔ケアは二の次、三の次とされ、うがいや歯磨き、義歯の洗浄がしたくてもできない状況に追い込まれていました。こうして、多くの高齢者が地震の被害を逃れながらも、震災関連死として命を落としていってしまったことを、私たち歯科医師は痛恨の思いで受け止めた経験を持っています。それだけに非常時にあっては、口腔ケアは命を守るためのものであることを、忘れてはいけないと思います。

「せめて身元を」。警察歯科医の活動

もう一点、非常時の歯科医師の役割が身元確認活動です。1985年8月12日、日航機の御巣鷹山墜落事故に際しては、当時、唯一警察歯科医師の組織があった群馬県歯科医師会が、県警からの要請で、検視の初日からその活動に携わりました。その結果、全死亡者530名の内、約43%の身元を確認することができました。このことがあって、全国の歯科医師が、任意の登録制ですが、警察歯科医師として警察歯科医会を各地に結成し、今では全国に組織されています。

こうした警察歯科医会を中心に、多くの歯科医師が歯の治療記録による身元確認に参加し、阪神・淡路大震災や東日本大震災でも、遺体を検視し、犠牲者たちの名前を取り戻し、家族のもとへ返すために、歯による遺体確認に携わってきました。

東日本大震災では、身元が確認された人のうち、8%、1238人がこの手法で身元が判明したといわれています。しかし、津波で多くの遺体が広範囲に流され、かかりつけの歯科医師がわからないケースや、歯科医師自身が被災してカルテが失われているケースも多くありました。そこで今後の教訓として、厚生労働省を中心に、大規模な災害や事故が起きた時、身元確認のために遺体の歯の治療記録を使いやすくするため、歯科の電子カルテのフォーマットの統一を進めるモデル事業が開始されました。

◆いざというときの心がけ！　非常時・災害時の口腔ケアの大切さ

避難所生活は、あらゆる面で不自由を強いられるものです。歯磨きなど、口のケアも例外ではありません。ここでは、災害時にいかに口の健康を保つか、その方法について考えてみたいと思います。

❶よく噛み、唾液の分泌を促す

歯は栄養バランスやストレスの影響を最も受けやすいものです。食べられなくなれば免疫力の低下を招き、インフルエンザなどの感染症を引き起こす可能性が、より高くなります。よく噛んで食べることで、殺菌効果のある唾液の分泌を促しましょう。

❷避難所生活では口のトラブルが起きやすい

避難所では、水が大変貴重であり、また歯ブラシも不足し、歯磨きができなくて、口腔内が不衛生になりがちです。しかし、適切なケアができないと、不潔になって、虫歯や歯周病が悪化してしまいます。

また狭い場所での生活では、同じ姿勢が続くことで、肉体的・精神的ストレスから無意識のうちに食いしばりや歯ぎしりをして、歯の損傷や咬み合わせのずれを起こすことも多くあります。

さらに、突然の災害で入れ歯を紛失したり、義歯が壊れたりすることもあるでしょう。入れ歯をなくしたために限られたものしか口にできなくなると、栄養が偏って、そればかりか、しっかり噛まないと口を動かす範囲が狭くなり、咀嚼筋の力が弱くなって、食べる意欲そのものが弱まります。

図57　災害時の口腔トラブル

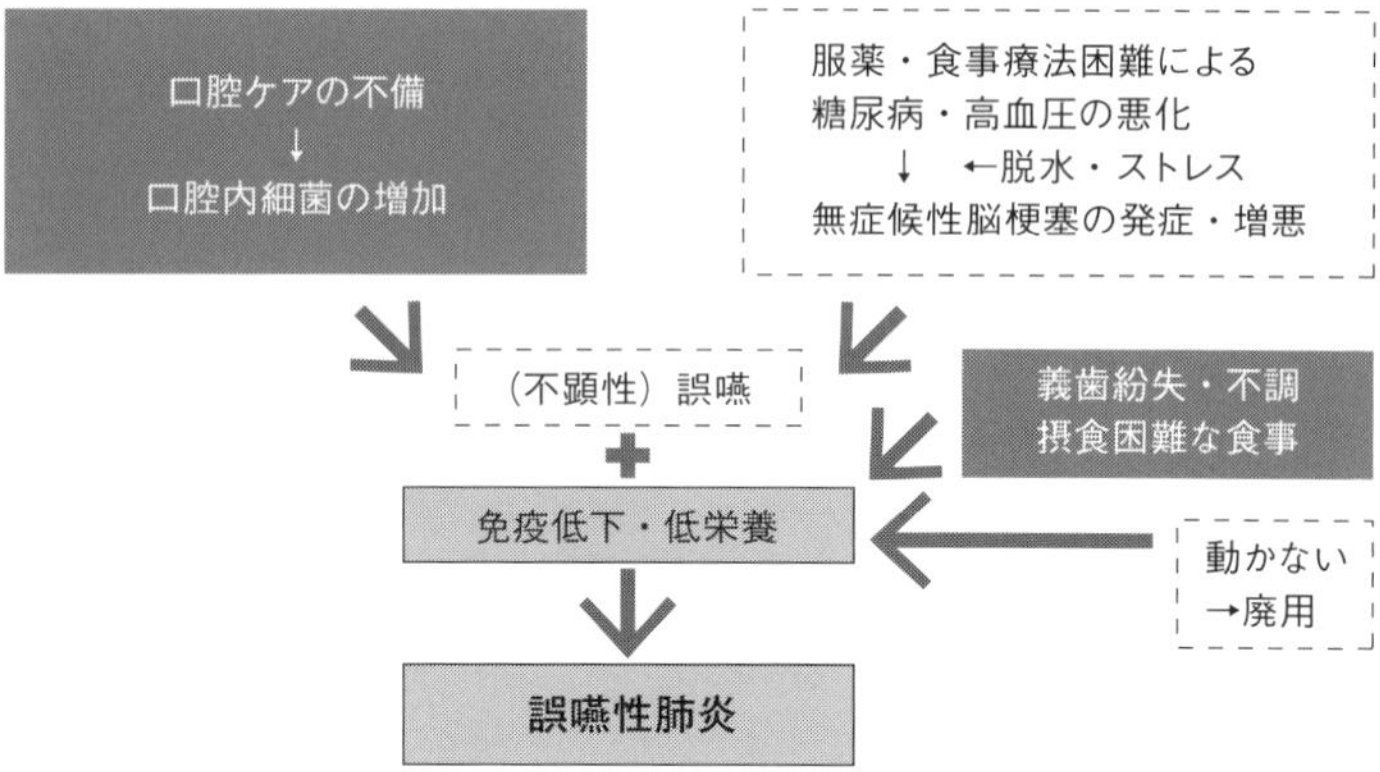

（避難所肺炎の成因・8020 推進財団「第 11 号 東日本大震災と歯科医師の役割 〜激甚災害で歯科医療に求められるもの〜」から）

❸口腔内のトラブルは命の危険にもつながる

避難所での集団生活が長引くと、ノロウイルスやインフルエンザなど、さまざまな感染症が起きやすくなります。また、免疫力が低下した高齢者は誤嚥性肺炎になりやすいことも知られています。誤嚥性肺炎とは口腔の細菌や逆流した胃液が誤って気管に侵入することで起きる疾患で、飲み込む力や嚥下反射機能が弱くなり、誤嚥しやすくなるので特に危険です。

災害時に、命を守るため、高齢者はもちろんすべての人が、適切な口腔ケアで噛む力を維持し、口の中を清潔に保ち細菌の繁殖を防ぐことは、誤嚥性肺炎やノロウイルス・インフルエンザなどの感染症予防に効果的です。

トピック ギャラリーあさくら

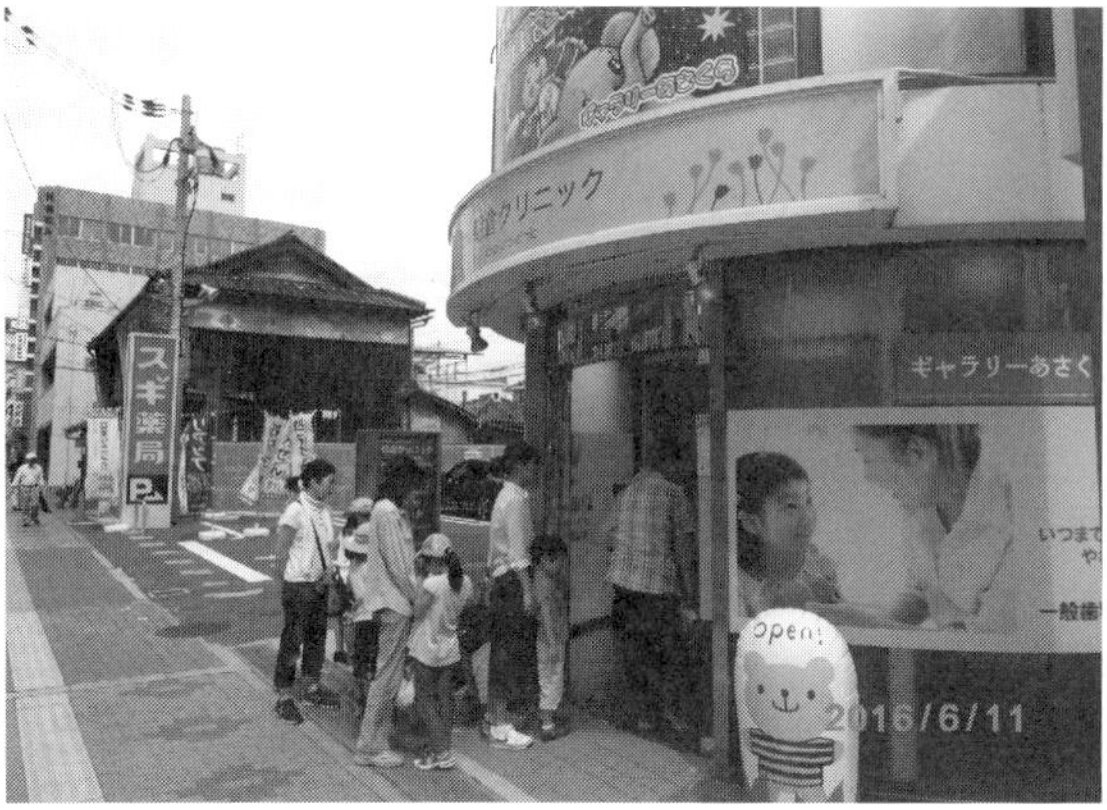

ギャラリーあさくらイベント会場

２０１１年、地域の皆さんへ心和む文化や情報の発信基地として、（医）あさくら会朝倉クリニック歯科（駅前分院）の１階にギャラリーあさくらをオープンしました。

絵画、イラスト、マンガ、写真、彫刻、陶芸、ガラス工芸、手芸などの作品展示および、会議、セミナーの会場としてご利用いただいています。

また、新進気鋭の才能ある芸術家で、当ギャラリーにふさわしいと認めた方をギャラリー会員としてサポートしています。

今までに毎年恒例の、朝倉クリニック歯科

のイベントとして6月4日に虫歯予防デー『わくわく親子教室』、11月8日のいい歯の日に「わくわく健口フェスタ+徳 治昭童画展」などを開催してきています。

また、企画展として「KOCHIまんがでござる+まんが教室」、「北摂手作りグループウィンターイベント」等を開催しました。

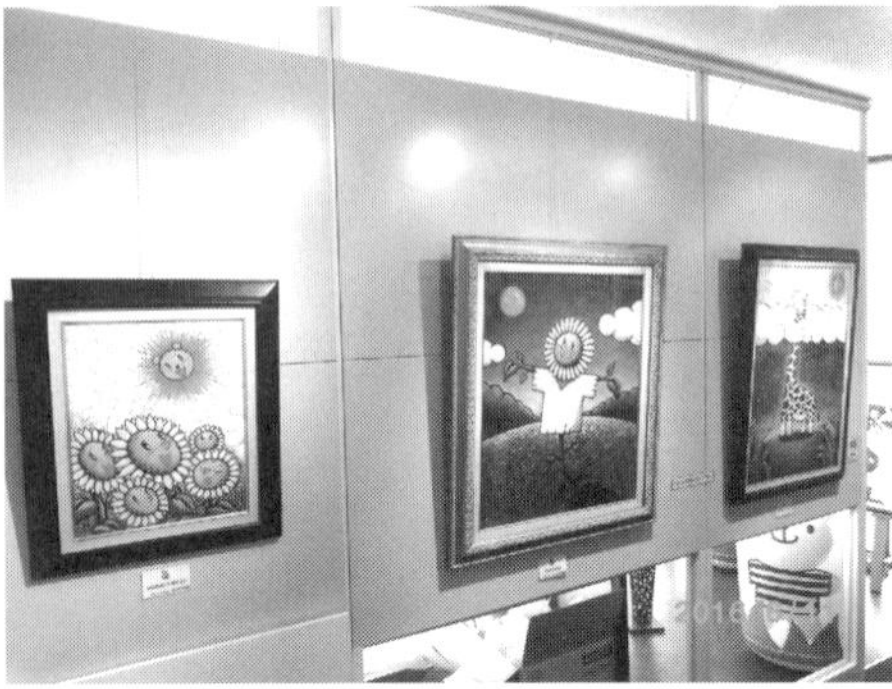

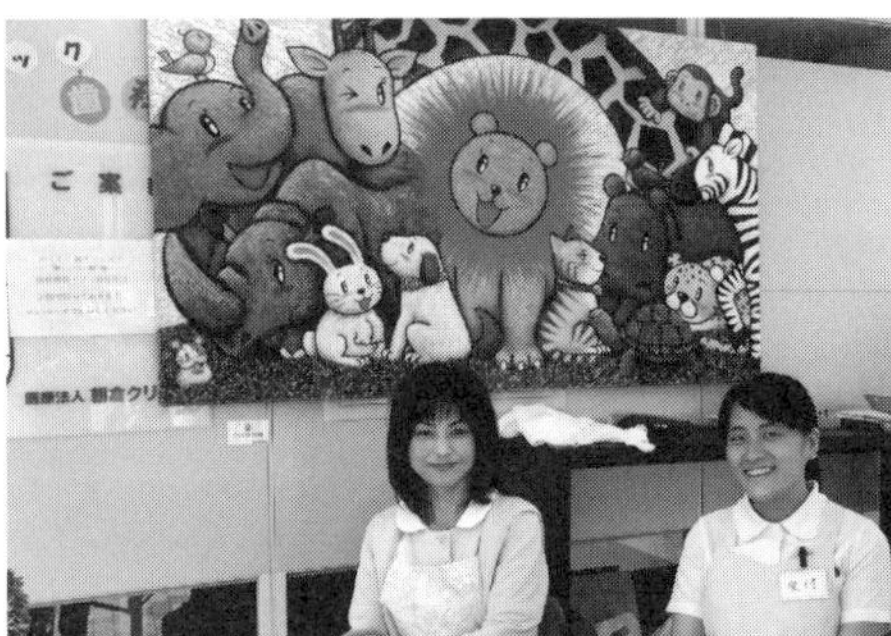

徳 治昭さんの童画展

おわりに

今年の国立がん研究センターの発表では新たにがんと診断される患者数は年々増加し、100万人を超えると予測しています。これは高齢者の増加したこと、診断技術の向上で小さな初期がんが発見できるところからきています。

口腔内には種々の疾患の初期症状や変化が早い段階で現れ、歯科医院には定期的にSPT（サポーティブペリオドンタルセラピー）で来院される機会が多いため、今後、歯科医師が歯科疾患のみでなく医療全般において相談を受ける頻度が高くなっていくと思われます。

歯科はデジタル機器の向上から、検査・診断を精密に行い、それをデータ化し、その結果から最新の治療計画を立てる「デジタル・デンティストリー」が主流となって来ていますので、今後、医療の中で歯科のその役割はますます大きくなっていくと思われます。

２０１６年はリオデジャネイロでオリンピックが開催されました。スポーツの現場でもアスリートの活躍をサポートする歯科医がスポーツデンティストとして活躍しています。

歯と運動能力の関係はよく知られています。

アスリートは歯を噛みしめて集中力や身体機能を最大限に発揮するので、歯が摩耗したり、傷んだり、破折したり、さまざまなトラブルを抱えています。食事だけでなくスポーツドリンクやプロテインといった補食の摂取回数が増えるのに、歯磨きの回数が少なく、虫歯や歯周病が進行し、試合で実力を出し切れなかった選手も多いと聞きます。１９８８年ソウルオリンピックからメディカルスタッフとして従来の内科、整形外科に加えて歯科も必須となりました。歯、顎関節のトラブルによる歯科の受診が一番多いのです。

２０１５年開催されたラグビーのワールドカップ・イングランド大会で、３勝をあげて話題になった日本代表。そのメンバーの一人、福岡堅樹選手は小学生の時から歯科医であるお父さんにマウスピースを勧められて、試合には必ず装着していたそうです。そこには父親の「歯を保護し、しっかり噛みしめて最大限のパワーを発揮してほしい」という願いが込められていました。

私たちも歯のトラブルで仕事、勉強、運動、日常の生活の中でよいパフォーマンスを発揮できないことがたびたびあります。日本人の70％が虫歯や歯周病に罹患しており、歯を失う一番の原因です。

また、歯周病菌と心筋梗塞、糖尿病、脳梗塞などとの関係は明らかになっています。医療の世界では、「食べ物は最良の薬である」といわれ、日常の生活で、しっかり噛んで、笑顔で話し、穏やかに呼吸することは、心と体の健康を保ち、人生を豊かにしてくれます。

1983年の開業当時より、当院の理念は、地域の皆様に生涯にわたって、思いやりのある、かつ良質の歯科医療技術を提供することです。

歯科医の往診が珍しい頃から、体が不自由で歯が痛くても通院できずにお困りの患者さんの自宅や、総合病院、老人ホームや障害者施設に入院、入所されている方の治療に携わってきました。

地域の皆さんからなんでも相談できる身近な歯科医院であり、かかりつけ歯科医院としての役割を持ち続けながら、現在に至っています。

インプラント治療もいち早く導入し、レーザー治療、ホワイトニング、咬み合わせ治療など常に最先端医療を取り入れ、ＣＴ、ＣＡＤ／ＣＡＭ、マイクロスコープなどのデジタル・デンティストリーの最新機器を導入して治療技術を研鑽してきました。

２０１６年４月に医療保険制度が改正され、最大のポイントは、病院に於ける周術期口腔ケアとかかりつけ歯科医機能強化型歯科診療所指定です。以前から口腔ケアが感染症予防に効果があると歯科において周知されていましたが、最近医科でもやっと理解され、地域の中核病院から周術期口腔管理の依頼が増えてきております。口腔ケアをすることで急性期のがんなどの手術の成功率も向上し、入院期間の短縮につながっているようです。

また、ＰＭＴＣと健康寿命との関係が証明され、「虫歯にさせない、歯を失わないための継続的な検査やメンテナンスが組織的に行える」要件を定め、「かかりつけ歯科医機能強化型歯科診療所」として指定され、全国７万件の歯科医院の２％の歯科医院が認定されることになりました。

私は、保険診療の枠組みの中で、患者さんにとって最適な治療計画を立案し、最新の歯科治療を提供し、患者さんご自身が口腔内環境を十分に理解されて、その改善のために努力し、私たちはそれをサポートする。それが本来の医療ではないかと思っております。

これからも継続して、インターディシプリナリーデンティストリー（包括的歯科医療）を目指し「チーム医療で地域の皆さんの健康を守り育てる」歯科医院でありたいと願っております。

最後に、この本を出版するにあたり、多くの方々からサポートをして戴きました。開業から私を支えてくれている家族、医院のスタッフ、校正に協力してくれた副院長の岡田貴文君・永田卓之君・マネージャーの秋田和彦君に、心からお礼申し上げます。

２０１７年２月

医療法人　あさくら会
朝倉歯科医院／朝倉クリニック
歯学博士　朝倉　勉
大阪大学歯科医師臨床研修施設
かかりつけ歯科医機能強化型歯科診療所

歯科治療《しかちりょう》なんでもブック

2017年3月15日　初版第1刷

著　者 ―――― 朝倉《あさくら》　勉《つとむ》
発行者 ―――― 坂本桂一
発行所 ―――― 現代書林
〒162-0053　東京都新宿区原町3-61　桂ビル
TEL／代表　03(3205)8384
振替00140-7-42905
http://www.gendaishorin.co.jp/
ブックデザイン ―――― 須藤康子＋島津デザイン事務所
カバーイラスト ―――― 中山成子
本文中図版 ―――― 川原田眞生
DTP ―――― 田坂和歳

印刷・製本：広研印刷（株）
乱丁・落丁本はお取り替えいたします。
定価はカバーに表示してあります。

ISBN978-4-7745-1617-2　C0047